中医优势治疗技术丛书

「十二五」国家重点图书出版规划项目

总主编 / 周 然 张俊龙

小儿捏脊

韩国伟 ◎ 主编

视频版

科学出版社

北京

内 容 简 介

　　小儿捏脊技术是中医独具特色的优势技术，具有简便易行、经济实用的特点。既可治疗疾病，又可强身保健。本书力求重点突出，简便实用，主要介绍了小儿捏脊技术的基本知识、操作方法及在小儿多种疾病中的具体运用。

　　本书图文并茂，深入浅出，在原版的基础上增加了视频示范，适用于广大基层推拿医生、小儿推拿爱好者及家庭自疗者参考。

图书在版编目（CIP）数据

小儿捏脊：视频版／韩国伟主编．—北京：科学出版社，2016.3
（中医优势治疗技术丛书／周然，张俊龙主编）
"十二五"国家重点图书出版规划项目
ISBN 978-7-03-047881-8

Ⅰ. 小… Ⅱ. 韩… Ⅲ. 小儿疾病-捏脊疗法 Ⅳ. R244.1

中国版本图书馆 CIP 数据核字（2016）第 058539 号

责任编辑：贾冬梅 鲍　燕 曹丽英／责任校对：李　影
责任印制：赵　博／封面设计：有道文化
绘图：北京眺艺企业形象策划工作室

科学出版社 出版
北京东黄城根北街 16 号
邮政编码：100717
http://www.sciencep.com
天津市新科印刷有限公司印刷
科学出版社发行　各地新华书店经销
*

2014 年 3 月第　一　版　开本：720×1000　1/16
2016 年 3 月第　二　版　印张：10 1/2
2025 年 5 月第八次印刷　字数：200 000
定价：39.00 元
（如有印装质量问题，我社负责调换）

《中医优势治疗技术丛书》
总编委会

总 主 编	周　然	张俊龙		
副总主编	张　波	冀来喜	郭　蕾	施怀生	田岳凤
	赵建平	雷　鸣		

成　员　（按姓氏笔画排序）

于晓强	王　军	王玉璧	王海军	韦　玲
毋桂花	成金枝	乔之龙	乔云英	任剑锋
刘　宁	闫川慧	关　芳	许凯霞	芦　玥
李　莉	李　蕾	李希贤	李建仲	李钦青
李晓亮	杨俊刚	吴秋玲	张卫东	张天生
张斌仁	陈筱云	武峻艳	金晓飞	孟立强
赵　琼	侯玉铎	贺文彬	贺振中	袁　叶
柴金苗	高海宁	曹玉霞	葛惠玲	韩国伟
程艳婷	焦黎明	窦志芳	樊凯芳	

总　前　言

中医学历经几千年的发展，形成了独特的理论体系和完善的治疗技术体系。其治疗技术体系大体分为两类，一为遣方用药。它被作为中医治疗疾病的主体方法。时至今日，我们中医临床工作者诊疗疾病多处方开药，人民群众也多选择服用汤丸膏散等内服药物祛病疗疾。概因理法方药为中医辨证论治体系的高度概括。二为中医优势技术。翻开一部中医学的发展简史，我们不难看到，人们在经历了长期的无数次实践以后，早在新石器时代，就已经会运用针法、灸法、按摩术、止血法这些原始的、朴素的、简单的医疗技术。从砭石到九针，从针刺到药物贴敷，从神农尝百草到丸散膏丹汤饮酒露的制剂技术，从推拿正骨手法到小夹板的应用，这些都是时代的创造、医家的发明，都是当时社会发展条件下的医学领域的领先技术。经过历代医家的不懈努力和探索，这些技术内容丰富、范围广泛、历史悠久，体现了其临床疗效确切、预防保健作用独特、治疗方式灵活、费用比较低廉的特点，传承着中医学的精髓和特色。

这些优势技术或散见于民间，或零散于古籍记录，或濒临失传，面临着传承和弘扬的两大难题。2009年，国务院出台的《关于扶持和促进中医药事业发展的若干意见》中就强调指出："老中医药专家很多学术思想和经验得不到传承，一些特色诊疗技术、方法濒临失传，中医药理论和技术方法创新不足。"也有专家痛心疾首地指出，"近年来，中医药特色优势淡化，手法复位、小夹板等'简、便、验、廉'的诊疗手段逐渐消失或失传。"由此可见，传承、发展并不断创新中医技术迫在眉睫、刻不容缓。

近年来的医改实践证明，中医药在满足群众医疗保健需求、减缓医药费用上涨、减轻患者和医保负担等方面发挥了很好的作用，缓解了群众看病就医问题，放大了医改的惠民效果。人民群众对中医药感情深厚、高度信赖，中医药作为一种文化已经深深地渗入中国百姓的日常生活当中。中医的一些技术特别是非药物方法，普通百姓易于接受、也易于掌握使用，可获得性强，适用于广大人民群众的养生保健和疾病治疗，很多人自觉不自觉地运用中医药的理念和优势技术进行养身健体、防治疾病。

传承和发展中医药技术是每一名中医药人的使命担当。正如国医大师邓铁涛教授所说："中医之振兴，有赖于新技术革命；中医之飞跃发展，又将推动世界新技术革命"。我们山西中医学院将学科发展的主攻方向紧紧锁定中医药技术创新，不断深化学科内涵建设，凝练学科研究方向，组建优势技术创新研发团队，致力于中医药技术的研究、开发、规范制定和应用推广，以期推动中医药技术的创新和革命，为人民群众提供更多的中医药技术储备和技术应用。

因此，我们组织既有丰富临床经验，又有较高理论素养的专家学者，编写了这套《中医优势治疗技术丛书》。丛书以中医优势治疗技术为主线，依据西医或中医的疾病分类方法，选取临床上常见病、多发病为研究对象，突出每一种优势技术在针对这些常见病、多发病治疗时的操作规程，旨在突出每一项技术在临床实践中的知识性、实用性和科学性。

这套丛书既是国家"十二五"科技支撑计划分课题"基层卫生适宜技术标准体系和评估体系的构建及信息平台建设研究和示范应用"、国家中医药管理局重点学科"中医治疗技术工程学"和山西省特色重点学科"中医学优势治疗技术创新研究"的阶段性研究成果，也是我们深入挖掘、整理中医药技术的初步探索，希望能够指导基层医疗卫生机构和技术人员临床操作，方便中医药技术爱好者和家庭自疗者参考使用。

2014 年 3 月

目　　录

上篇　小儿捏脊技术概论

1　小儿捏脊技术的学术源流 ……………………………………………（2）
2　小儿捏脊技术的基本原理 ……………………………………………（6）
3　小儿捏脊的技术规范………………………………………………（12）
4　捏脊疗法基本操作规程………………………………………………（63）
5　捏脊疗法的适应证和禁忌证…………………………………………（65）
6　捏脊疗法的优点及注意事项…………………………………………（66）
7　异常情况的处理………………………………………………………（68）

下篇　小儿捏脊技术的临床应用

1　维生素 D 缺乏性佝偻病 ……………………………………………（70）
2　疱疹性口炎及溃疡性口炎 …………………………………………（75）
3　胃炎………………………………………………………………………（78）
4　消化性溃疡……………………………………………………………（82）
5　小儿腹泻………………………………………………………………（86）
6　急性上呼吸道感染……………………………………………………（92）
7　急性支气管炎…………………………………………………………（95）
8　支气管哮喘……………………………………………………………（99）
9　脑性瘫痪 ……………………………………………………………（103）
10　急性感染性多发性神经根炎 ………………………………………（107）
11　抽动-秽语综合征 ……………………………………………………（111）
12　注意力缺陷多动性疾病 ……………………………………………（114）
13　嗜异症 ………………………………………………………………（117）
14　遗尿症 ………………………………………………………………（120）
15　小儿智能发育滞迟 …………………………………………………（123）
16　麻疹 …………………………………………………………………（126）
17　脊髓灰质炎 …………………………………………………………（131）

18 厌食 ·· (135)

19 疳病 ·· (138)

20 夜啼 ·· (143)

21 肥胖症 ··· (146)

22 先天性肥厚性幽门狭窄 ·· (149)

23 小儿肌性斜颈 ·· (152)

24 便秘 ·· (155)

25 脱肛 ·· (157)

上篇

小儿捏脊技术概论

1 小儿捏脊技术的学术源流

1.1 小儿捏脊技术的定义

　　捏脊是一种古老的治疗疾病的外治方法，它实际上属于按摩推拿疗法。因其多用于治疗儿科积聚的一类疾病，故又称为"小儿捏积"。随着历史的发展，历代医家不断地挖掘、完善，人们越来越发现其不但能有效地治疗儿科疾患，在治疗成人疾病方面也显示出独特的疗效。所以过去只是作为治疗疾病的一种手法，独立于推拿疗法之外，而被称为"捏脊疗法"。具体地讲，捏脊就是用双手捏起脊背部皮肤，沿脊柱方向运用捏拿手法，从龟尾捏向大椎或风府，从而治疗疾病的一种推拿手法。此外，尚有推脊手法和按脊疗法。推脊是指用食、中二指自大椎沿脊柱推向龟尾的一种手法。按脊疗法是指用手指或手掌按压脊柱以及脊背部相应穴位，用以治疗或保健的一种疗法。

　　广义而言，捏脊疗法现在已超出了其原有的适用范围，既包括小儿推拿疗法，又有成人捏脊疗法的部分。小儿推拿疗法是祖国医学宝库中一颗璀璨夺目的明珠。它是用医者的手或借助一定的器具，在患儿体表按照各种特定的要求和规范化的动作进行操作治病的。小儿推拿不具有随意性，它特别强调操作的技巧和规范化的动作。这种技巧和规范化的动作是千百年来历代小儿医家在长期临床实践活动中不断总结、完善和发展起来的，是前人的智慧结晶，是治疗疾病的关键所在和取得疗效的根本保证。小儿推拿富有中医特色，不需要复杂的设备，不用服药和打针，较好地解决了小儿服药难尤其是抗生素等带来的副作用，因而是目前最受欢迎、易为人们接受的治疗方法。但是必须指出，小儿推拿是在中医基础理论指导下，根据小儿生理、病理特点来治疗疾病的疗法，不能看做是成人推拿的缩影。临床上对小儿疾病的认识不能等同于成人，在手法运用上也绝不只是成人重些，小儿轻些，而是有其自身的治病机理和法则。

1.2 小儿捏脊技术的历史沿革

　　中医推拿术至今已有数千年的悠久历史，它是祖国医学伟大宝库中的一个重要组成部分，是我们祖先在长期与疾病作斗争的实践中，不断认识总结、不断发展并逐步完善起来的一门科学，从远古至现代，推拿术为中华民族的繁衍昌盛做出了不可磨灭的贡献。

捏脊疗法是随按摩推拿的发生发展而生的。中医理论的巨著《黄帝内经》和《伤寒杂病论》的问世，标志着中医理论体系的建立。这个时期也曾出现了我国按摩史上的第一部著作《黄帝岐伯按摩十卷》，可惜早已遗失，我们不能窥其全貌。

至魏晋隋唐时期，捏脊已经不只是作为一种捏的手法应用于人体各部位，而成为按摩术的一种专用手法专用于脊背部而治疗一些疾病了。由于国家重视，设有按摩专科，有了按摩专科医生，还把按摩医生分成按摩博士、按摩师和按摩工的等级，按摩博士在按摩师和按摩工的辅助下，教按摩生"导引之法以除疾，损伤折跌者正之"，开始了有组织的按摩教学工作。这个时期，自我按摩作为按摩的一个内容十分盛行，各种按摩手法不断开拓出来，膏摩方剂层出不穷。捏脊之术在晋朝葛洪《肘后方》有了记载，如关于"治卒腹痛"篇中，"拈取其脊骨皮，深取痛引之，从龟尾至顶乃止，未愈更为之。"这段文字较为明确地记录了捏脊的部位、方向、手法和治疗的疾病，成为不可多得珍贵资料，也成为捏脊疗法的最早记载。唐朝开始有人提出应用膏摩防治小儿疾病，如《千金要方》中说："小儿虽无病，早起常以膏摩自上及手足心，甚辟寒风。"

明清时期是按摩术迅速发展，空前丰收的又一鼎盛时期。当时不仅设有按摩科，而且按摩在治疗小儿疾病方面，已经积累了丰富的经验，形成了小儿推拿的独特体系。由于小儿推拿在推拿按摩史上产生了巨大的影响，以至于本来专指小儿按摩的"推拿"一词，也广泛取代了按摩的概念，统称为推拿。这一时期小儿推拿的手法借鉴了许多成人的手法，而且对手法的补泻也有了新的认识，并创造了许多复合手法。

如明代，推拿在治疗小儿疾病方面，已经积累了丰富的经验，形成独立的学术体系在明代中期，发展的鼎盛时期在明末清初，此时以小儿推拿为代表的推拿流派，将推拿的发展推向了继隋唐之后的第二个高潮。于是，按摩这一名称逐渐被推拿这个更为明确的概念所取代。直接以推拿而冠名的专著亦始见于小儿推拿著作，如《小儿推拿方脉活婴秘旨全书》《小儿推拿秘诀》等书，记述的"推拿一道，古曰按摩，按摩一法，北人常用之，……南人专以治小儿，名曰推拿。推拿者即按摩之异名也。"可以说由按摩改称推拿，是推拿发展史上的一个极为重要的里程碑。在此时期，推拿在治疗小儿疾病方面积累了丰富的经验，形成了小儿推拿独特的理论体系，如小儿推拿之穴位有点也有线和面，当时特别注重手法操作，强调小儿推拿手法要轻快柔和，手稳着实。而各种不同的手法又有各自的要求，如"推法"要求轻而不浮，快而着实；"掐法"要既快又重；"摩法"

要轻柔不浮，重而不滞；"拿法"要刚中有柔，刚柔相济等。指出手法的好坏直接影响到治疗效果，是推拿治疗小儿疾病成败的关键之一，也是小儿推拿法的根本。操作时一定要熟练灵活，运用自如，方能"一旦临症，机能于外，功生于内，心随手转，法从手出"。另外，手法的种类较前更为丰富，不少成人推拿手法也变化运用到小儿推拿中来，如按、摩、推、拿、揉、运、摇、捻、抹、搓、擦、弹等法。对手法的补泻作用也较前有了新的认识，如有"旋推为补，直推为泻""左揉为补，右揉为泻""缓摩为补，急摩为泻"等。同一时期，不少小儿推拿著作还提出了名目繁多的复合操作，有的书提到的十二手法"大手法""大手术""复合法"等，名虽异而实同，实际上是古时小儿推拿法中的一些习惯操作方法。这些方法既有一定的姿势，又有特色名称，形象生动，妙趣横生。这些特定名称，一是根据操作手法的形象而定，如二龙戏珠、苍龙摆尾、双凤展翅、老虎吞食、猿猴摘果等；二是依其手法名称和操作的穴位而定，如"运土入水""运水入土""引水上天河"等；三是据其操作方法的功用而定，如"飞经走气""飞金走气"等；四是按其手法名称和解剖位置复合而成的搓、摩、揉耳摇头等。这些作为小儿推拿治疗的手法，既有自身的特点，也有规律可循。此外，如小儿推拿时除用双手操作为主外，还佐以药物器具进行施术，常用姜汁、冬青膏、麻油、滑石粉、水等为介质，这样不仅可以润滑肌肤，保护皮肤，还可以通过手法促进药物的渗透和效用的发挥，使手法和药物两者相得益彰。

明末清初，小儿推拿专著的相继问世，为其学术体系的发展起到了承前启后的作用。这一时期的小儿推拿著作，除对小儿的生理、病理、诊断、小儿推拿特定穴位和手法、治疗方法等有较多的论述外，以歌赋形式表述的也不少见。最早记载小儿推拿疗法的专篇，当推永乐年间徐用宣编纂的《袖珍小儿方论》，原载的"秘传看惊，掐筋口授心法"可惜已失传，此书是小儿科专节，单篇记载小儿推拿一法，可谓开了小儿推拿疗法的先河。至于专著，最早的应是《保婴神术按摩法》，亦称《按摩法》。最早成书的是龚云林撰写的《小儿推拿方脉活婴秘旨全书》，对后来影响很大，此书记载的小儿推拿八法为历代小儿推拿医家所推崇，被《中国医学大成》誉为"小儿推拿最善之术"。书中掌面推法歌、掌背穴位歌等，这些歌赋大多内容朴实，文字简练，提纲挈领，顺口便诵，极易记忆，尽管年代久远，今天读来，仍使人有耳目一新之感，尤其对于初学者而言，更是不可缺少的读物。还有清代张振鋆所编的《厘正按摩要求》，清初熊立雄纂辑的《小儿推拿广意》，骆如龙的《幼科推拿秘书》等这些小儿推拿的代表作，既反映了这一历史时期小儿推拿发展概况，又确立了小儿推拿在当时历史条件下所处的地位，同时阐明了推拿疗法作为一门医学学科的医疗价值。随后，陆续有很多小儿推拿专著问世，如《推拿须知》《推拿捷径》《推拿指南》《推拿抉微》《推拿图解》《小儿推拿术》等，对小儿推拿的治疗原则及其适应证等方面作了较为系统的阐述，使小儿推拿在理论及临床应用方面有了很大的发展。

由上述可见，明清时期，尤其是明末清初是小儿推拿独特体系发展极为重要的时期。我们的祖先在这一时期通过实践总结出来的宝贵经验，为后世小儿推拿的延续和发展提供了先决条件，奠定了这一疗法的学术基础。小儿推拿法之所以能流传至今，与这一时期小儿推拿体系的崛起和发展是分不开的。

清末至民国时期，祖国医学遭到了严重的摧残，推拿更是濒于湮没，小儿捏脊在理论和手法上亦只是继承明清时期的学说，未有发展和重大突破。但由于捏脊疗法具有"简、便、廉、效"的优点，在治疗小儿积聚一类疾病方面有着显著的疗效，因此在民间仍有着强大的生命力并广泛地流传着。如 1935 年谢剑新在推拿捏脊的理论指导下，结合当时西医的一些知识著成《按脊术专刊》一书，书中有按脊术史略、治病原理、健康与疾病、疾病与脊椎、神经与脊柱病变、伤科推拿与按脊术的论述。此理论后来传至美国，对美国广泛流行的"按脊疗法"产生了较大的影响。美国政府也承认"按脊疗法将在所有的国家健康保险计划里占有不可忽视的地位"。散在于民间的捏脊大夫多以家传的方法将捏脊保存下来。像北京的"捏脊冯"专事小儿捏脊术，从清朝至今已经家传数代。新中国成立后其后人冯奎福 50 年代仍在从事小儿捏脊，疗效显著，从学者甚多，为新中国的小儿捏脊事业培养了许多优秀人才。其学生李志明总结了冯氏的捏脊经验，著成了《小儿捏脊》一书，对捏脊疗法的推广发展做出了贡献。

新中国对推拿事业的发展极其重视，1956 年在上海开设推拿训练班，1958 年成立了推拿专科门诊部，同年又开设了推拿专科学校，邀请著名推拿专家任教，培养推拿专业人才。在五十年代推拿治疗范围已包括内、外、妇、儿、伤、五官等各种，同时开展了推拿的生理作用和治疗原理的初步研究，也开始了对推拿历史文献的整理研究工作。对推拿手法的基本要求——有力、柔和、持久、深透，就是在这一时期明确提出，并得到推拿学术界的公认。70 年代，在上海之后，全国各省中医学院相继设立了针灸推拿专业，各级医院都设有针灸推拿科，推拿人才迅速增加，推拿事业出现了空前的繁荣。捏脊术也得到迅速发展，不仅仅作为小儿推拿的一种手法，形成了独立的捏脊八法；不但能治儿科疾病，而且对成人腹痛、体虚、妇女痛经、月经不调等疾病有显著的作用，故又称为捏脊疗法。

当前人类逐步认识到推拿按摩在防病治病、美容、保健方面的安全性、显著性。作为有几千年推拿按摩史的中国人，我们更应该努力开拓，挖掘推拿捏脊的未及领域，使其在治病保健方面发挥更大的效力。

2 小儿捏脊技术的基本原理

2.1 中医理论原理

捏脊疗法是通过捏、推、拿等手法的变化作用于人体脊背部而治疗疾病的，而其理论基础和治疗指导原则则是在中医的阴阳五行学说、脏腑经络学说、卫气营血学说、八纲辨证的指导原则下进行的。

2.1.1 捏脊疗法与脏腑经络的关系

中医藏象学说认为，脏腑是藏于体内的心、肝、脾、肺、肾等脏器。脏腑虽藏于体内，但其活动和变化必定通过外表的证候变化而体现出来，即所谓"藏诸内，必形诸外"，这就是藏象的含义。脏腑的生理病理变化之所以能够表现出来，是因为人体内最基本的物质精、气、血、津液由于脏腑的变化，通过经络的传输而达于体表，脏腑经络之气汇聚于体表的某一点，则称为该脏该腑的俞穴。俞穴是脏腑经络之气在体表输注的特定点。《标幽赋》中说："既论脏腑虚实，须向经寻"，即是此意。因此，经络不仅是传输气血的通路，也是病邪传导的途径。外邪入侵必先侵及经络，再入脏腑，造成脏腑病变的发生。《素问·皮部论》说："邪客于皮则腠理开，开则邪入客于络脉，络脉满则注于经脉，经脉满则入舍于脏腑也。"总之，正如《医学源流论》中所说："脏腑有病，而现于肢节；肢节有病，而反现于脏腑。"

背部属阳，为胸中之府，前面有心肺居处，所以《素问·脉要精微论》说："背者，胸中之府。"腰内有肾，所以《素问·脉要精微论》说："腰者，肾之府也。"肾主腰腿，其经贯肾络背。腰背前还有其他脏腑如脾、胃、肝、胆、膀胱、三焦、女子胞等。由于腰背与脏腑经络的密切联系，所以腰背脊部的病变可影响经络和脏腑；经络和脏腑的病变也可循经传至背部。所以说"五脏之系，咸附于背。"

背为之阳，有被称为全身阳脉之海的督脉循脊而上，《难经·十八难》说："督脉者，起于下极之俞，并于脊里，上至风府，入属于脑"。其经脉中大椎穴为三阳经交会之穴，所以说督脉统领一身之阳，全身的阳气运行皆与其有关。而足太阳膀胱经又夹脊（督脉）而行，与督脉交于大椎，会于目内眦，五脏六腑之俞穴皆在其经。足太阳膀胱经上与手太阳小肠经相接，下与足少阴肾经相连。十二经脉之间循行相通，其八条分支又作为奇经八脉分布全身，十二经又有十二经别和十五络等贯通联络成网。因此，脏腑通过经络及背俞穴等的连属关系，构成了经络相连，气血相注，阴阳相贯，互相通应的统一体。故五脏有病，观其背俞穴，则知病之所脏所腑，取其俞穴而治之，即可以使阳经之气血达于阴经，阴经之气血达于阳经；使在里之气达于肌肤，在表之气达于脏腑。正如李东垣在《脾胃论·阴病治阳阳病治阴》中论背俞穴所说："治风寒之邪，治其各脏之俞"、"六淫客邪有余之病，皆泻在背之腑俞"、"凡治腹之募，皆为元气不足"。"夫阴病在阳者，是天外风寒之邪乘中而外入，在人之背上腑背、脏俞"。故治其"六淫湿、暑、燥、火，皆五脏所受，乃筋骨血脉所受邪，各有背上五脏俞以除之。……中暑者，治在背上小肠俞；中湿者，治在胃俞；中燥者，治在大肠俞"。因此，捏脊疗法可以振奋督脉以至全身之阳气，疏通经络，条达气血，调和脏腑，从阳引阴，从阴引阳，达到以手法治愈疾病的目的。

2.1.2 捏脊疗法与阴阳气血的关系

中医认为阴阳代表人体内两种不同的属性。阴指阴精，代表着人体内的营养物质；阳指卫气，具有功能的性质。阴和阳之间是一种对立统一的协调关系，这种对立统一关系达到了平衡，人体就健康无病，一旦这种平衡失常并出现偏差，人体就会出现疾病。阴阳之间具有互根关系，二者相互依存，相互为用，一旦形成阴阳离绝的状态，生命也就要终结了。所以《素问·阴阳应象大论》说："阴阳者，天地之道也，万物之纲纪，变化之父母，生杀之本始，神明之府也，治病必求于本。"又说："阴平阳秘，精神乃治"，"阴阳离决，精气乃绝"。人体可分阴阳，体内的各脏腑、各部位也都可以分成阴阳。如人体上部为阳，下部为阴；肢体外侧为阳，内侧为阴；背部为阳，腹部为阴；脏为阴，腑为阳。各脏腑经络本身又可分为阴和阳两方面，肾分肾阴和肾阳，肝分肝阴肝阳等等。气与血亦有阴阳之分，气为阳，血为阴。阳气与阴血之间也是对立统一的关系，二者相互依存，相互滋生，气能生血，气行则血行，气滞则血瘀。"气为血之母，血为气之帅。"

气血是构成人体的基本物质，是生命活动的基础，人的生命活动是气血运动变化的结果。人体中最基本的气是元气，它的生成有赖于肾中的精气、水谷精微之气和自然界清气的结合，其生理功能和发挥有赖于气机的调畅。血是由脾胃运化的水谷精微之气化生而成。血与营气共行于脉中，在心、肝、脾的作用下流注全身，起到濡养全身脏腑、四肢关节百骸的作用。因此，气与血的生成都需要水谷精微的充分供给，而又有赖于胃的受纳腐熟功能及脾的运化功能。脾的运化功能包括消化吸收及输布精微诸方面，因此脾又称为后天之本。由于饮食失节或病后失调均可造成脾胃功能的损伤，尤其是小儿脏腑娇嫩，脾胃功能较成人薄弱，小儿不知寒热饥饱，多易导致食物停滞中焦，损伤脾胃而成积滞之症，日久损伤元气、灼伤真阴而成疳积，形成脾胃虚极、气血损伤，生化之源亏竭的局面。捏脊可以振奋督脉之阳气，使各脏腑之络脉与之相通，阳气得以统血而行，使气血旺盛，调节脏腑功能，尤其是脾胃功能，促使人体气血的生成，同时通过疏通经络，加强肝的疏泄功能，促进气机的调畅，这样又加强了气之生血、行血、摄血的功能，促进或改善人体生理循环，使人体气血充盈而调畅。除了上述作用之外，还可通过直接作用来改变气血循环的系统功能，促进气血循行。刺激各脏腑的背俞穴，使脏腑气血阴阳和脾胃的功能得到调节，胃肠中的积食通过大肠排到体外，疾病得愈。

2.2 现代医学原理

捏脊疗法同推拿按摩疗法一样，都是通过手法刺激人体体表的某些特定部位，产生解剖学、生物力学、生物化学、生物电变化以及循环系统等方面不同程度的变化。由于这些方面的变化，促进了人体内部的各种生理机能趋向正常，消除病理变化，达到以增强人体体质、治病保健的目的。

捏脊手法对人体主要是力的作用，这种力可以是压力，如按压、捏挤、推挤等产生的力；也可以是摩擦力，如揉按、摩法、擦法等产生的力。根据能量转换定律，一个物体向另外一个物体做功，另外一个物体在接受力的同时也就获得了能量。能有动能、势能、化学能、热能、电能、磁能之分。能与能之间的转换使得捏脊手法作用于体表的动能转换成热能，使局部皮肤发热，毛细血管扩张，血液循环加快；也可以转换成电能，引起人体神经系统产生生物电的变化，通过神经、体液的调节，使体内各系统发生生理、病理的变化。当然最直接的变化是手法的力量使局部解剖学方面的变化。详细了解这些知识，对于临床治病有一定的指导作用。

2.2.1 捏脊疗法对神经系统的影响

捏脊疗法的实施，主要是手法对脊背部的作用。我们知道，脊柱既是支撑人体的骨性主干，又是脑脊髓通向躯体各脏器组织发出神经根的地方和通道。捏脊的手法除了作用于局部皮肤、皮下组织外，亦对中枢神经系统产生相应的影响。

(1) 捏脊疗法对中枢神经系统的影响

捏脊时手法的刺激通过神经的传递，传入大脑皮层，加强了大脑皮层的调节功能，使兴奋和抑制过程处于相对的平衡状态。如失眠主要是由大脑皮层的抑制过程衰弱、相对兴奋性增强所致，捏脊可以刺激中枢神经系统，使大脑皮层和植物神经系统加强抑制，降低其兴奋性，使兴奋抑制处于相对的平衡状态，失眠也就由此而痊愈。有人曾对捏脊对十二经原穴的电阻变化及对失眠的治疗进行了实验，证实了上述说法的科学性。捏脊并加重点按相应的背俞穴可以刺激大脑皮层，经过大脑皮层的分析调整以后，再通过支配相应脏腑的神经传至脏器，使脏器产生相应的变化，促进脏腑组织的功能得到恢复或加强。手法的刺激还可对大脑皮层产生干扰，使中枢神经系统产生抑制反射。如捏脊止痛，当疼痛的信号传入大脑中央后回，这个信号可以被来自别处而到达大脑同一部位的第二个信号冲动（如捏脊产生的刺激信号）所抑制，当捏脊所产生的酸、胀、重麻感通过神经系统传至大脑皮层，并和疼痛信号同时在中枢皮质内相互干扰，其结果是导致痛觉信号减弱、降低、直至消失，达到镇痛的目的。捏脊还可以通过大脑皮质、丘脑的影响，促使中枢系统本身各部神经组织得到充分的营养供给和活动功能的锻炼，使病变的神经肌肉组织得到恢复。

（2）捏脊疗法对周围神经的调节

背部是脊髓向外发生周围神经根的地方，除神经外，脊背部分布着众多的神经干、神经节等，这些神经支配着人体的脏腑、组织。体表脏腑的关系可以从两方面来解释：一是内脏病变在体表有所反映；二是刺激体表的一定部位对内脏功能活动产生一定影响。

当脏腑发生病变时，常在体表一定区域产生痛觉。如胆道发生病变时，右肩部常出现牵涉性疼痛。脏腑病变也可在皮肤上出现过敏区及反应物，如可在相应的穴位上摸到皮下结节、压痛点等，此即是治疗时常常选用的阿是穴；有时也可因脏腑病变引起皮肤色泽、温度变化，出汗、肌肉痉挛等现象。

刺激体表的一定部位，对内脏的功能产生一定的影响，其主要是通过躯体--内脏反射通路来进行。这种通路既可是通过脊髓直接到脏器，也可通过脊髓到大脑皮层，再下传至脏腑；或者手法从体表直接对脏器的刺激。捏脊手法的轻重对脏腑功能的影响也不同，较柔和的连续性刺激有兴奋周围神经的作用，但对中枢神经有抑制作用；急速较重且时间较短的刺激可以兴奋中枢神经，但对周围神经却有抑制作用。当中枢神经处于抑制状态时，副交感神经处于优势；而中枢神经处于兴奋状态时，交感神经占优势。因此在临床治疗时可以根据这一特性采取不同的手法，对不同的病理变化作出相应的治疗。文献报道举例：

如治疗小儿哮喘。

治法：捏脊配合小儿推拿。

开始施术时可用较轻的手法在背部按摩，至皮肤有热感，然后转用捏脊手法，从长强捏至大椎穴，用常规捏法，在捏第二遍时，捏至肺俞、定喘、肾俞、脾俞等背俞穴时重捏提一两次，随捏随提。手法可逐渐加重，这样平喘效果较好。其原理是：开始施术时用轻柔手法刺激周围神经，增加其传入的兴奋性，提高传入神经的传导性能，又可提高周围组织对手法的适应性。以后手法逐渐加重并重提相应的背俞穴，使周围神经的兴奋性受到抑制，交感神经的兴奋性增加，从而使气管痉挛得到缓解，分泌物减少，哮喘得到控制。

又如治疗胃下垂。

治法：捏脊配合胸腹按摩。

患者俯卧，术者先用轻柔手法对脊背部按摩，然后用捏脊法作长时间较缓柔的捏拿推捻，可重点提脾俞、胃俞。然后仰卧，从下向上对腹部作波型揉捏。因为长时间轻柔的手法刺激可使交感神经中枢受到抑制，迷走神经兴奋性提高，胃肠活动增加，平滑肌张力增高，胃下垂逐步得到缓解。

2.2.2 捏脊疗法对消化系统的影响

捏脊疗法治疗消化系统疾病，尤其是小儿消化系统疾病如积滞、疳证、腹泻、呕吐、厌食、营养不良等病证有着显著的疗效，是捏脊疗法最为适宜的疾病。近几十年，人们对捏脊疗法治疗消化系统疾病的原理从现代医学方面进行多项研究，取得了丰硕的成果，证实捏脊疗法对消化系统尤其是小儿消化系统疾病确实是行之有效的疗法。

2.2.3 捏脊疗法对血液系统的影响

捏脊疗法对血液系统的影响，首先是由于局部的捏拿使毛细血管开放，血液循环增加，改善了局部的血液供应和营养的供给。由于手法的作用使局部的温度升高，曾有学者对 39 例正常青年人肩部三角肌按摩 5 分钟，发现受试者该部皮肤温度按摩后比按摩前升高，最高差 4.6℃，39 人的平均差值为 1.846±1.284℃，有显著差异，证明了《内经》中"按之热气至，热气至则痛止矣"是有实践根据的。由于捏脊是在背部进行的，施术范围比较大，因而毛细血管开放面积也比较大，可以促使机体血液进行再分配，降低血流阻力，减少心脏的负荷，促使内脏瘀血减轻，降低血压。这些过程实际正是活血化瘀的基础。

捏脊不但能促进血液循环的改善，还能引起血液成分的变化，有人用捏拿背俞穴的方法治疗高脂血症，结果血清胆固醇和 β-脂蛋白都有显著降低，有些甚至降至正常，疗效显著。北京中医院儿科还通过实验证实，捏脊能促进血红蛋白和血清蛋白的增长，可以增加白细胞的吞噬能力。另有人也证实捏脊可以增加血清补体的数值以及血小板的数目。由此说明捏脊疗法通过改变血液成分，使高黏滞血症得到缓解，增加了人体的抵抗能力。

也有实验证实，捏脊推拿后血浆中的儿茶酚胺、去甲肾上腺素和多巴胺的含量下降，并发现治疗时外周血液中儿茶酚胺的含量与疗效成反比，即儿茶酚胺含量越低，疗效越高。由于儿茶酚胺系统的减弱，α 效应亦减弱，缩血管作用下降，有利于血液循环，促进致痛物质的代谢，有利于疼痛的缓解。又有实验证明捏脊治疗后病人血清中内啡肽的含量较治疗前为高，内啡肽为吗啡样物质，具有强烈的止痛作用。说明捏脊止痛与内啡肽含量的变化有关。

2.2.4 捏脊疗法对呼吸系统的影响

捏脊疗法可以治疗咳嗽、哮喘等肺部疾病，其作用机理一是由于手法对胸背的直接按摩作用，使胸廓呼吸肌的功能得到了加强；二是由于手法刺激背部神经，调整了交感神经和迷走神经的兴奋性和抑制性，使肺部和胸廓、胸膈的整体功能得以改善，腺体分泌减少，喘咳减轻。有人曾用捏脊法治疗 24 例慢性支气管哮喘病人，治疗前最大肺活量为 3250ml，治疗后最大肺活量增至 3600ml，平均肺活量增加 725ml，因此可以认为捏脊疗法是改善肺功能的有效方法之一。

由于对捏脊作用的实验研究尚待深入开展，因此其作用原理的解释还需进一步研究。

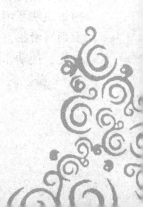

3 小儿捏脊的技术规范

3.1 捏脊的手法

3.1.1 手法要领

方式一：双手的中指、无名指、小指握成半拳状，食指半屈，拇指伸直，拇指指腹对准食指的第二指间关节桡侧，两者保持一定的距离，虎口向前，双手食指紧贴皮肤并向前推动，将皮肤推起，然后双手拇食二指把皮肤捏起来（见图1）。

方式二：用拇指桡侧缘顶住皮肤，食中指前按，拇指、食指、中指三指指端挟住皮肤并捏起，同时用力提拿，双手交替移动向前（见图2）。

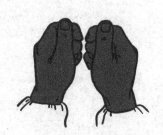
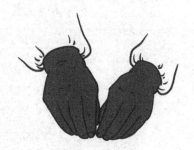

图1　捏脊手法一　　　　　　　　图2　捏脊手法二

上述操作方法中以第一种较为常用。

每次操作均从龟尾穴开始，将皮肤捏起后沿着脊柱由下而上，或轻或重，随捏随拿，随推随放，波浪式向前，一直到大椎穴即为一遍，一般连续操作4~5遍，故本法又俗称"翻皮肤"。为了加强手法感应，临床治疗时还常采用捏三提一法，即先捏脊一遍，从第二遍起，每捏捻三次就向上提拿一次。捏脊时要用指面着力，不能以指端挤捏，更不能将肌肤拧转，否则容易产生疼痛。捏拿肌肤及用力要适当，如捏拿肌肤过多，则动作呆滞并不易向前推进；如过少则易滑脱；用力过重易致疼痛，过轻又不易得气。所以，操作时术者腕部要放松，使动作灵活协调，若操作娴熟者，在提拉皮肤时，常能发出较清脆的"嗒、嗒"的声音。

3.1.2 功效及临床运用

具有调整阴阳，疏通经络，健脾和胃，促进气血运行，改善脏腑功能，增强机体抗病能力。本法在小儿推拿临床中运用较多，如小儿积滞、疳症、腹泻、呕吐、便秘、消化不良以及夜啼、佝偻病等症。对成人的失眠、肠胃疾病、神经衰弱以及妇科的月经不调、痛经也有一定的治疗作用。

也有学者认为捏脊是各种手法的复式动作，从操作全过程看，包含有通常用的八种单式手法，故又称为"捏脊八法"，下面简要叙述。

捏法：将皮肤捏起来叫捏，是治疗时最常用的手法。捏时双手拇食二指或拇食中三指将皮肤捏起，随捏随提随放，逐步向前推进，这时的皮肤一起一伏好像后浪推前浪似的。捏起的皮肤也要适当。

拿法：拿是捏的进一步动作，捏而提起谓之拿，故捏法和拿法相辅相成。

推法：向前推动，并且稍微加力。当手指紧贴皮肤，均匀地向前推进，并与拇指协调，边捏拿，边推进，推进速度要适当，过快则容易滑脱，过慢则不易推进。

捻法：拇食二指或拇食中三指相对用力错动叫捻。方式一中捻法是食指向前上用力，拇指向后下用力，方式二中捻法是拇指向前上用力，食中二指向后下用力。捻法与推法要结合而作，推的时候边推边捻，象捻线一样，使皮肤从手中不断地通过。

提法：捏起皮肤后，食指和拇指同时向上牵拉用力，一般用于重提背俞穴或三捏一提。

放法：提起皮肤后，慢慢再放松，使皮肤恢复到提之前的状态叫放法。放法是捏、拿、推、捻等手法的放松，无放即无捏、拿、推、捻的再重复，没有放，也就没有再前进。

揉法：用双手拇指在相应的背俞穴上或皮肤上进行适当的揉动，手法较轻柔。可以单独操作或在捏拿操作的同时，拇食二指轻轻揉捏，形成一个合理微提的手法。

按法：在揉的同时，拇指指腹对准一定腧穴，适当的加压，以刺激腧穴。按揉可相互结合，穿插进行。

另外，在捏脊法之外可单独使用的方法有推脊法和按脊法。推脊法（图3）是指用食、中二指从大椎向上而下作直推，逆督脉而行，为泻法，能清热，多与清河水、退六腑、推涌

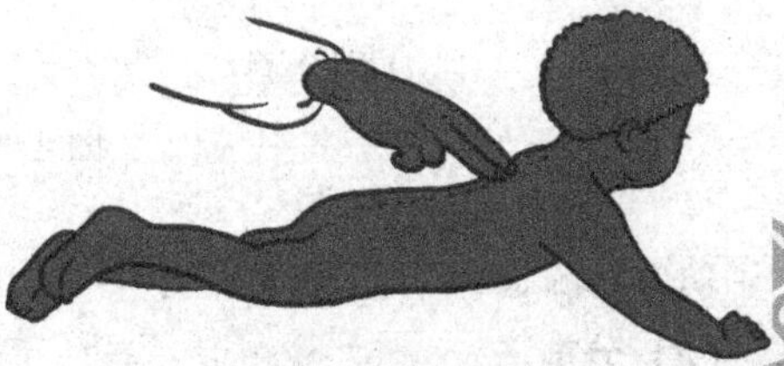

图3　推脊手法

泉合用。按脊法实际是捏脊八法中按法的单独使用，加强了对背俞穴的压力，重在刺激脏腑，以使脏腑功能得到调节。

3.2　其他基本推拿手法

　　小儿具有脏腑娇嫩、形气未充、肌肤柔弱的生理特点，推拿手法要求轻柔深透，平稳着实，适达病所，中病即止，不可竭力攻伐，因此要很好地进行手法练习，可参考成人手法的方法练习。

　　随着小儿推拿技术的不断发展，成人推拿中的不少手法已融汇到小儿推拿的治疗中，但有的手法虽与成人手法一样，而在具体操作要求上却完全不同（如推法）。有些手法只用于小儿而不用于成人（如运法）。

　　小儿推拿手法一般以推法、揉法次数为多，用摩法时间需长，掐法则重、快、少，在掐法之后常继用揉法，而按法和揉法也常配合应用。

　　在临证应用中，小儿推拿手法经常与具体穴位结合在一起，如补肺经即旋推肺经穴，清肺经即直推肺经穴，掐人中、揉中脘等。掐、拿、捏等手法较强，刺激量较大，一般放在最后操作，以免刺激过强使小儿哭闹，影响后来操作治疗。

3.2.1　推法

　　用手指、掌等不同手势着力于患者一定部位，做推动的手法，称为推法。由于所施部位、操作手法及治疗目的的不同，临证可分为直接法、旋推法和分推法。

　　（1）直推法

　　手法要领　用食、中指腹或拇指桡侧或指腹在穴位上做直线推动（图4）频率分钟200～300次。操作时宜轻柔和缓，平稳着实，不要用力按压穴位。

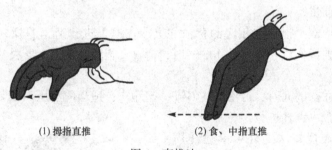

(1) 拇指直推　　　　　　　(2) 食、中指直推

图4　直推法

　　功效　疏通经络，益气活血。

　　（2）分推法

　　手法要领　用两拇指桡侧或指腹，自穴位向两旁做分向推动，或做"∧"

形推动（图5）。频率每分钟 50~100 次。

功效 调和阴阳、理气止痛。

（3）旋推法

手法要领 患者坐位或卧位，医者以单手或双手指腹，吸定在一定部位或穴位上旋转推运，持续均匀着力。操作时沉肩、屈肘、悬腕，以臂带腕，自如旋转，推而不滞，轻而不浮，指不离穴，掌不离经，反复旋推，以患者局部有温热舒适感为度（图6）。

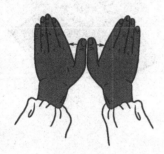 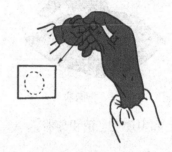

图 5　分推法　　　　　　　　　图 6　旋推法

功效 通经活络、调和气血。

3.2.2　运法

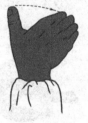

用拇指或中指端在一定穴位上，由此往彼做弧形或环形推动，称运法（图7）。

手法要领 操作时宜轻不宜重，宜缓不宜急，在体表旋绕摩擦推动，不带动深层肌肉组织，不可跳跃拍击。要与推法相区别，此法比推法用力小而速度快。频率一般每分钟 80 ~ 120 次。

图 7　运法

功效 疏通经络、调整脾胃。

3.2.3　摩法

以手掌面或食、中、无名指指面附着于一定部位或穴位上，以腕关节连同前臂作顺时针或逆时针方向环形移动摩按，称摩法。临证分指摩法和掌摩法。

（1）指摩法

手法要领 用一手食、中、无名和小指腹附着于腹部做环形运动（图8）。本法主要用于腹部及胸部，一般操作 50~100 次。

功效 消食化滞、健脾止泻。

（2）掌摩法

手法要领 用掌面附着于一定部位，以腕关节为中心，连同前臂做节律性的环旋运动（图9）。多用于腹部及胸部。一般操作100~300次或每分钟120次左右。

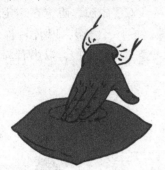 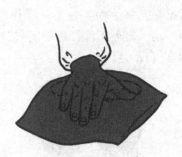

图8 指摩法　　　　　　　　图9 掌摩法

功效 和中理气、消积导滞。

3.2.4 捏法

双手拇指指腹与食指桡侧偏峰，在脊椎表面及脊旁徐徐捻动，称为捏脊法。

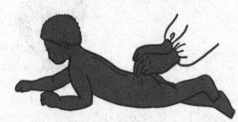

图10 捏脊法

手法要领 患者俯卧位，医者双手拇指在前、食指在后，横于骶尾部长强处，同时着力将皮肉捏起，循脊椎或脊旁两侧徐徐捻动上移，边捏边拿，边提边放，直至大椎。再捻动3次可提1次，一般自长强至大椎往返3次。提或揪时有声作响。另法，拇指与食指或食指、中指指腹捏脊，食指在前拇指在后，操作方法同上，作用也基本相同。总之，在捏脊过程中应灵活应力，均匀着力，持续连贯操作（图10）。

功效 平衡阴阳、调理脏腑、滋阴清热、消积祛滞。

3.2.5 掐法

用拇指甲重刺穴位，称掐法。

手法要领 操作时手握空拳，伸直拇指，以拇指甲逐渐用力，垂直掐压穴位。治疗时，施掐部位上先置一薄布，以免刺破皮肤；掐后要轻揉表面，以缓解不适之感（图11）。一般掐3~5下。

功效 开窍醒神、定惊。

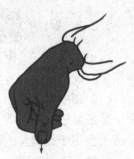

图11 掐法

3.2.6 指按法

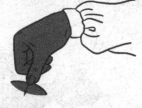

用拇指端或指腹按压体表、穴位，称指按法。

手法要领 操作时着力部位要紧贴体表，用力由轻到重，不可突然暴力按压（图12）。一般施术半分钟。

图12 指按法

功效 通经活络、活血止痛。

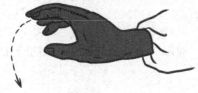

3.2.7 捣法

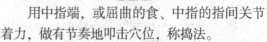

用中指端，或屈曲的食、中指的指间关节着力，做有节奏地叩击穴位，称捣法。

手法要领 捣击时指端富有弹性，击后立即抬起，一般捣5~20次（图13）。

图13 捣法

功效 镇惊安神、通络明目。

3.2.8 刮法

用食指桡侧缘或食、中指腹或用器具的光滑边缘（如汤匙等），用力向一个方向推动，称为刮法（图14）。

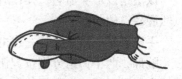

图14 刮法

手法要领 操作时形似直推法，但较直推法用力较重。用蘸汤水、油类，以润滑皮肤，避免破皮。一般刮至皮下瘀滞充血或皮肤红紫色为度。

功效 清热凉血、消积导滞、除逆止呕。

3.3 常用复式手法

复式手法是一种按照专用治疗功能组成的"手法-经穴"推拿处方来进行的具有规范化动作结构与操作程式的组合式推拿手法。

3.3.1 二龙戏珠法

在前臂之正面以二指端交互向前按捏，如"戏珠"之状而得名。

手法要领 患儿取坐位，或由家长抱坐怀中，医者坐其身旁。医者一手拿捏患儿食指、无名指的指端，用另一手按捏患儿阴池、阳池两穴，并由此边捏边缓缓向上移动至曲池穴，如此操作5次左右。寒证重按阳穴，热证重按阴穴，最后一手拿捏阴、阳两穴5~6次，同时另一手拿捏患儿食指、无名指的指端摇动20~40次（图15）。本法操作时应注意两手的协调，使动作连贯、均匀，按捏时注意手法力度不要太大，并可配合介质。

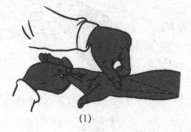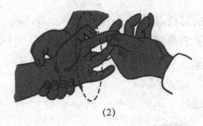

图 15　二龙戏珠法

临床应用　本法功能调理阴阳、温和表里、通阳散寒、清热镇静，用于治疗寒热不和、四肢抽搐、惊厥等病证。

3.3.2　凤凰展翅法

该法是以形象命名。操作时一手拿肘肘处，另一手握儿腕部上下摇动，状若凤凰展翅，故得名。

手法要领　患儿坐位，或由家长抱坐怀中，医者坐其身旁。医者先用双手握患儿腕部，两手拇指分别按捏阴池、阳池穴后，向外摆动腕关节 24 次；再用左手托患儿肘肘部，右手握住手部上下摆动腕关节 24 次；最后左手托住肘肘，右手握住患儿腕部，并用拇指掐住虎口，来回屈曲腕关节 24 次（图 16）。施术用力要适当，防止牵拉过度而损伤患儿腕、指关节，摇 20~50 次。

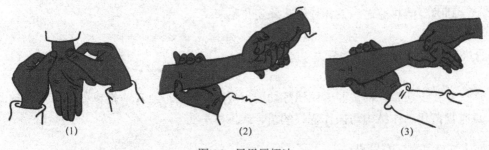

图 16　凤凰展翅法

临床应用　本法能祛寒解表、和胃止呕，常用于治疗感冒引起的发热、腹胀、食欲不振、呕逆等病证。

3.3.3　苍龙摆尾法

该法是以形象命名，将儿臂喻为龙，手指则为龙尾。操作时，医者一手拿住肘肘处，另一手拿儿三指摇动，如摆尾状，故得名。

手法要领 患儿取仰卧位，医者坐其身前旁，用一手捏住患儿食、中、无名三指，手心向上，另一手自患儿总经穴沿天河水至肘肘穴来回搓揉几遍后，左手拿住肘肘处，右手握住患儿三指左右摇动，手心向下，如摆尾状（图17）。若因搓揉次数较多，可配合使用滑石粉等润滑介质，防止擦伤小儿皮肤。一般搓揉5～10次，摇动20～30次。

临床应用 本法能开胸顺气、退热通便，用于治疗胸闷发热、躁动不安、大便秘结等病证。

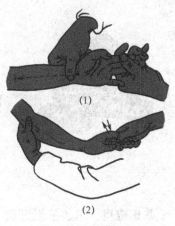

图17 苍龙摆尾法

3.3.4 黄蜂入洞法

该法是根据操作的形象而定名，将食、中二指的指端喻作黄蜂，以患儿两鼻孔喻作蜂巢，食、中二指指端紧贴在患儿两鼻孔下缘处一进一出作揉动，似黄蜂飞入巢穴。

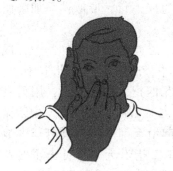

图18 黄蜂入洞法

手法要领 医者用一手轻扶患儿头部，使患儿头部相对固定；另一手食、中二指着力，紧贴在患儿两鼻孔下缘处，以腕关节为主动，带动患儿鼻孔下缘皮肤作反复、不间断地上下揉动（图18）。本法操作要均匀、持续，用力要柔和、缓慢。揉动50～100次。

临床应用 本法能发汗解表、宣肺通窍，用于治疗外感风寒、发热无汗及急慢性鼻炎、鼻塞流涕、呼吸不畅等病证。

3.3.5 黄蜂出洞法

该法是以操作时的形象命名的。将左右二拇指喻为黄蜂，医者"以左右二大指从阴阳处起"，"一撮一上"至内关穴，最后用拇指甲掐坎宫、离宫穴，故得名。

手法要领 患儿坐位，医者坐其身前，用一手拿患儿四指，使掌面向上，用另一手拇指甲先掐内劳宫、总筋，再用两拇指分手阴阳，然后用两大拇指在总筋穴处一撮一上捏至内关穴处，最后用拇指甲掐坎宫、离宫穴（图19）。本手法操作时应注意掐内劳宫、总筋等时次数不要太多，掐后加揉，防止损伤患儿皮肤。

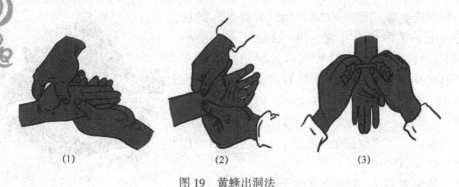

(1)　　　　　　　　(2)　　　　　　　　(3)

图 19　黄蜂出洞法

临床应用　本法能发汗解表，用于治疗小儿外感、腠理不宣、发热无汗等病证。

3.3.6　打马过天河法

本法应是在天河穴上用"打马"法施术而得名。打者，指弹击点打、拍打等手法。马者其解有三：其一是从"中指午位属马"说；其二是指"二人上马穴"；其三是指操作时在天河穴上自下而上边打边向上行，形似催马加鞭而得名。

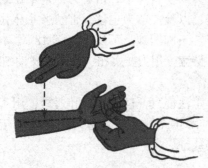

图 20　打马过天河法

手法要领　患儿取坐位或仰卧位，或由家长抱坐怀中，医者面对患儿取坐位，用一手捏住患儿四指，掌心向上，用另一手的中指面运内劳宫后，再用食、中、无名三指由总筋起沿天河水密密弹打至洪池穴，或用食、中二指沿天河水弹击至肘弯处，边弹边轻轻吹凉气，自下而上弹击 20～30 遍（图 20）。以指腹密密弹打天河水，用力应轻巧柔和，一般操作 2～3 遍。

临床应用　本法能清热通络、行气活血，用于治疗高热烦躁、神昏谵语、上肢麻木、惊风、抽搐等实热病证。

3.3.7　水底捞月法

水底是指水底穴，"在小指旁，从指尖到乾宫外边皆是"；明月是指掌心内劳宫穴，本法操作时，术手拇指"入内劳轻轻拂起，如捞明月之状"，故得名。

手法要领　患儿取坐位或仰卧位，医者坐其身前，用一手捏住患儿四指，将掌面向上，用冷水滴入患儿掌心内劳宫穴处，用另一手食、中二指固定患儿的拇指，以拇指螺纹面着力，紧贴患儿掌心作旋推法，或由小指根处推起，经掌小横纹、水底穴、小天心、坎宫推至内劳宫，再用力揉运掌心 10 余下，再抬手，同时，边推运边用口对着掌心吹凉气（图 21）。推运与吹凉气应同时进行，操作时用力应均匀有节律，反复操作 3~5 分钟。

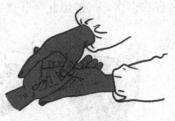

图 21　水底捞月法

临床应用　本法大凉，有清心、退热、泻火之功。用于治疗一切高热神昏、热入营血、烦躁不安、便秘等实热病证。

3.3.8　双凤展翅法

该法是以形象命名的，操作时用两手食、中两指夹患儿两耳向上提，若双凤展翅欲飞之状，故得名。

手法要领　医者先用两手食、中二指夹患儿两耳，并向上提几次后，再用一手或两手拇指端按掐眉心、太阳、听会、人中、承浆、颊车诸穴，每穴按掐各 3~5 次（图 22）。施术手法不要太重，以患儿能够忍受为度。本法操作有提、掐、捻、捏、按诸法，穴位又多，要求按次序进行。向上提 3~5 次，按掐各 3~5 次。

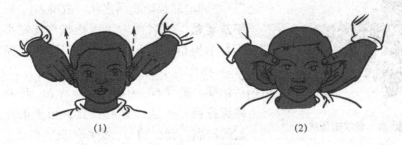

(1)　　　　　　　　　　　　　　　(2)

图 22　双凤展翅法

临床应用　本法能祛风寒、散风热、镇咳化痰，治疗风寒感冒、风热感冒、咳嗽痰喘等病证。

3.3.9　揉耳摇头法

该法的命名是将操作手法与治疗部位有机结合，并叙述其操作步骤，医者先捻揉小儿耳垂，再摇动小儿头颈，以开窍通关。

手法要领　术者先开天门，次分推太阴、太阳穴，然后掐天庭、眉心、山根、延年、准头、人中和承浆各穴。最后用双手拇、食指分别揉捏患儿两耳垂；再用两手捧住其头部轻轻摇动（图 23）。操作时应按照顺序次第进行，掐后加揉，摇动患儿头颈时用力应轻巧，切忌使用暴力，以免引起患儿颈部肌肉或小关节的损伤。揉捏患儿两耳垂 20~30 次，摇动 20~30 次。

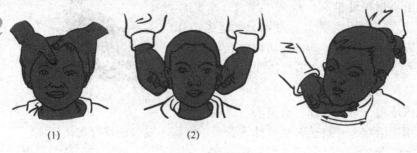

(1)　　　　　　　(2)

图 23　揉耳摇头法

临床应用　本法主要用于头部，功能开窍通关、镇惊安神、调和气血，治疗小儿高热惊厥等病证。

3.3.10　老汉扳罾法

该法是根据操作时的形象命名的。罾是一种用木棍或竹竿做支架的鱼网，本法操作时一手拇指掐儿拇指根部，另一手"掐脾经摇之"，如同渔翁扳动鱼网之状，故得名。

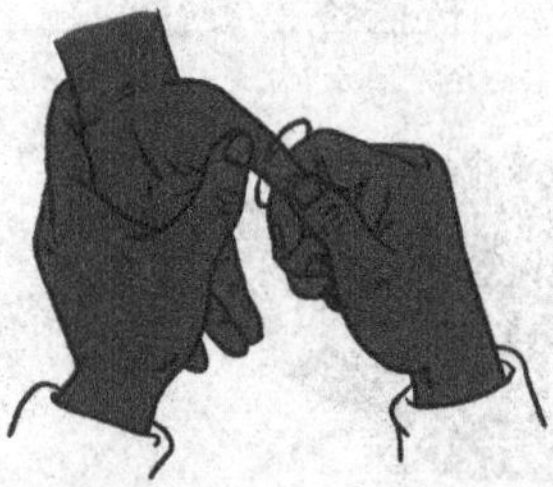

手法要领　术者用左手拇指掐住儿左手拇指根部，用右手拇指掐患儿脾经穴，同时摇动拇指数次（图 24）。操作时手法应协调，掐摇结合，力度适中，可掐后加揉。掐揉 50~100 次，摇 20~40 次。

图 24　老汉扳罾法

临床应用　本法能健脾消食，用于治疗食积痞块、脘腹胀满、食少纳呆、疳积体瘦等病证。

3.3.11　猿猴摘果法

该法是根据操作时的形象命名的，医者"以我两手大食二指"上提小儿两耳尖若干次，"又扯两耳坠"若干次，如"猿猴摘果"之状，故得名。

手法要领　术者用食、中二指分别捏住患儿两耳尖，中指在前，食指在后向上提拉，再用拇、食指指面捏住患儿耳垂，向下扯动（图 25）。拉扯动作均应柔和轻巧，向上提拉 10~20 次，向下扯动 10~20 次。

临床应用　本法适用于两耳部，具有健脾理气、消食化痰、调整阴阳功效。可用于治疗

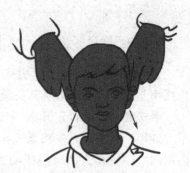

图 25　猿猴摘果法

寒热往来、疟疾、痰痞、食积痞闷、惊悸怔忡等病证。

3.3.12 丹凤摇尾法

因中指属心，色赤，操作时以一手掐患儿心经（即中指端），摇动中指，状若丹凤摇尾，故得名。

手法要领 术者用左手拇指、食指掐按患儿的内、外劳宫数次，右手拇指先掐中指端数次，以手心微出汗为佳，同时摇动中指（图26）。施术中摇指幅度不可过大，防止损伤掌指关节。掐按内、外劳宫5～10次，掐中指端15～30次。

临床应用 本法能开窍镇惊，治疗热盛攻心、风火相煽、惊风抽搐等病证。

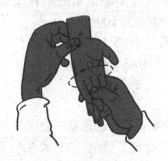

图26 丹凤摇尾法

3.3.13 凤凰单展翅法

该法是根据操作时的形象命名的。操作时术者用右手单拿患儿中指，左手按掐患儿肘肘穴，"慢摇如数"，因"似凤凰单展翅之状"，故得名。

手法要领 术者用拇指先按患儿内、外劳宫，再用左手拇指分别按揉一窝风及总筋，同时右手握持患儿手部摇动手腕（图27）。按内、外劳宫50～100次，按揉一窝风及总筋各50～100次，摇动手腕20～30次。施术时动作宜快，稍用力，力度由轻至重，动作要连贯，防止用暴力。

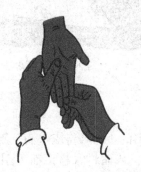

图27 凤凰单展翅法

临床应用 本法能行气消胀、益气补虚，治疗气虚发热、肺虚喘咳、胸闷气短等病证。

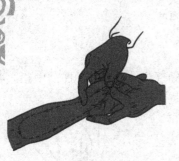

图28 孤雁游飞法

3.3.14 孤雁游飞法

该法是根据操作时的形象命名的。根据施术时拇指在脾经、胃、三关、六腑、内劳宫等穴往返操作的动作，将医者拇指喻为一只离群的"孤雁"，仿佛在寻找同伴，彷徨无依，到处"游飞"，故得名。

手法要领 术者用拇指指端自患儿脾经推起，沿手掌外缘、前臂桡侧至肘部，再沿前臂尺侧，经内劳宫返回脾经，在胃、三关、六腑、劳宫等穴操作（图28），如此反复数次。在上述穴位上操作时动作应连贯，周而复始，反复施术20~30次。

临床应用 本法能健脾益气、清化湿热，治疗脾虚不运、水湿泛滥、黄胖虚肿、腹胀腹痛等病证。

3.3.15 取天河水法

本法施术时，自"天河水"取水，推运至掌心内劳宫穴，能够"取凉退热"，故得名。

手法要领 术者用大指或食、中指指面蘸凉水自患儿洪池穴沿天河水穴自上而下推至内劳宫穴（图29），同时配合向手法操作方向轻轻吹气。手法操作时，吹气与手法推动的动作要协调，操作次数一般100~300次。

临床应用 本法性寒凉，有清热功效，能治疗一切热证。

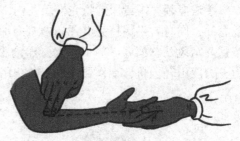

图29 取天河水法

3.3.16 引水上天河法

该法是根据操作时的形象结合穴位而命名的。医者将凉水滴于腕横纹上，操作时从此处"引水"，配合拍打及吹气动作，从而将水自下而上引入"天河"，故得名。

手法要领 患儿取坐位或仰卧位，术者坐其身前侧。用一手捏住患儿四指，将患儿前臂掌侧向上，将凉水滴于腕横纹上，用另一手食中二指从腕横纹中间起，拍打至洪池穴止，一面拍打一面吹凉气（图30）。本法操作须边吹气边拍打，吹拍结合，单向施术，凉水滴在患儿腕横纹中点处，吹气与拍打中，天河水穴均要沾湿。每次施术操作 100~300 次。

临床应用 本法能清火退热、镇惊安神，用于治疗一切热病发热，如咽喉肿痛、高热神昏、痰扰神明、昏厥抽搐等病证。

3.3.17 飞经走气法

本法施术时在前臂诸经之间弹击如飞，然后拿住阴阳二穴，将患儿右手四指一伸一屈，"传送其气，徐徐过关"，故得名。

手法要领 术者用右手拿住患儿左手四指，用左手四指从曲池弹击至总筋处数次，再

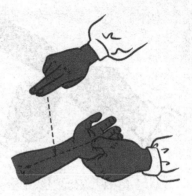

图 30 引水上天河法

拿患儿腕阴池、阳池二穴，右手将患儿左手四指一伸一屈，连续操作（图 31）。操作时用力轻巧，弹击至前臂微微泛红，动作协调连贯，连续操作 20 次左右。

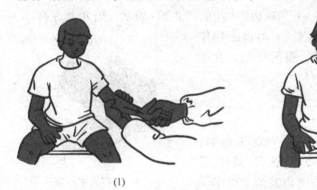

(1)   (2)

图 31 飞经走气法

临床应用 本法能清肺利咽、化痰定喘，用于治疗失音、咽痛、咳喘、外感风寒等病证。

3.3.18 飞金走气法

本法是根据其操作的功用而定名。将指为肺金穴所在，"金者，能生水也"，用此指蘸凉水置内劳宫，引劳宫水上天河去，并"以口吹气"，"如气走也"，"走气者，气行动也"故得名。

手法要领 先用凉水滴在患儿内劳宫处，然后术者用中指做直推手法，蘸水沿前臂掌面正中天河水一线向上推动，同时术者口中吹气，跟水上行，向前推 3 次，向后推 1 次（图 32）。本法操作须边吹边推，推动时自内劳宫向肘横纹推动 3 次，反方向推 1 次，动作协调连贯，连续操作 20 次左右。

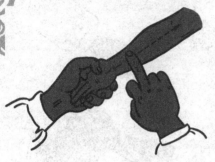

图 32 飞金走气法

临床应用 本法能清肺利咽、化痰定喘，用于治疗失音、咽痛、咳喘、外感风寒等病证。

3.3.19 天门入虎口法

该法将手法与操作部位及穴位有机结合起来命名。一说天门位于"大指尖侧"，而"大指食指中间软肉处"为虎口，故操作时，从大指巅天门穴推入虎口穴，称为"天门入虎口"。

手法要领 术者用拇指从患儿食指端沿食指桡侧缘经大肠推至虎口数次、再掐按虎口。或由术者用拇指指面偏桡侧自患儿拇指尺侧缘推至虎口后再做掐按（图33）。本法操作时应配合一定的介质，如滑石粉、葱姜汤等，防止擦伤患儿皮肤，掐按虎口时用力应柔和，掐后加揉，切勿损伤患儿皮肤。推 30~50 次，掐 10 次左右。

临床应用 本法具有健脾理气、消食除痞作用，治疗脾胃虚弱、腹胀腹痛、腹泻食积、食少纳呆、面黄肌瘦等病证。

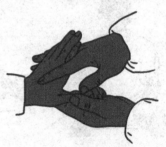

图 33 天门入虎口法

3.3.20 按弦走搓摩法

该法将手法与操作部位有机结合起来命名，并用生动的语言描述其操作过程。"弦者，勒肘骨也"，将肋骨喻之为弦，操作时"以我两手对小儿两肋上"，自上而下，"搓摩至腹角下"，故得名。

手法要领 将患儿抱于怀中，把两上肢交叉搭在肩上，也可自然放于体侧，术者在患儿身前，用双掌自患儿腋下沿两肋向下搓摩至肚角处，如此反复施术数次（图34）。手法操作时双手动作应协调，右手用力稍轻于左侧，防止损伤肝脏，方向应自上而下单向操作。每次搓摩 50~100 次。

临床应用 此法适用于两肋至肚角部位。具有理气化痰、健脾消积作用，用于治疗胸胁不畅、咳嗽气喘、痰涎壅盛、食积、食滞等病证。

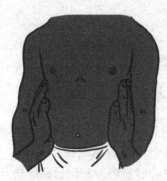

图 34 按弦走搓摩法

3.3.21 摇䏶肘法

此法古人是以手法加穴位联合取名的。手法操作时，一手拿小儿䏶肘处，一手拇指、食二指叉入其虎口，按定天门穴，同时上下摇动，如此将手法与穴位结合在一起，取名为摇肘法。

手法要领　术者用左手拇、食二指托住小儿肘部，再用右手拇、食二指叉入虎口，同时用中指按定天门穴，然后屈小儿手，上下摇之（图35）。按摇结合，动作均匀、和缓、协调，操作20~30次。

临床应用　本法具有顺气通经之功效，主治痞块。

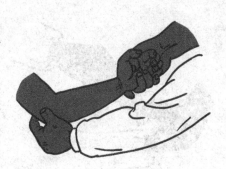

图35　摇肘法

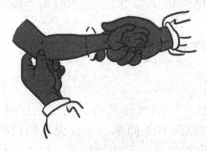

图36　肨肘走气法

3.3.22　肨肘走气法

该法是结合穴位与操作的功用而命名的。医者"一手托儿肨肘运转"，"一手捉儿手摇动"，具有健脾行气之功效，因"走气者，行气动也"，而得此名。

手法要领　患儿取坐位，术者坐其身前，用一手拿住患儿之手摇动，另一手托拿住患儿肨肘，两手协同，运摇肘关节（图36）。手法操作时用力应轻巧柔和，双手协调运动而有节律。摇20~30次。

临床应用　本法功能行气消滞，用于治疗痞证。

3.3.23　乌龙摆尾法

该法是以手法操作的形象及操作部位的五行归属而命名。小指属肾水，色黑，喻之为乌龙之尾。操作时术者用手捏持小儿小指，"五指攒住肨肘，将小指摇动，如摆尾之状"，故而得名。

手法要领　患儿取仰卧位或坐位，术者坐其身前，用一手拿住患儿肨肘穴处，另一手拇食指拿住患儿小指摇动（图37）。手法操作时用力应轻巧柔和，防止损伤小儿指关节。摇动20~30次。

临床应用　本法具有开闭结、通二便功能，用于治疗二便不爽。

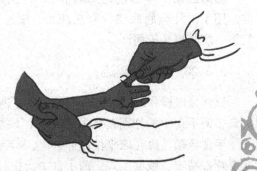

图37　乌龙摆尾法

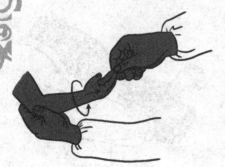

图 38 双龙摆尾法

3.3.24 双龙摆尾法

该法是以操作时的动作形象而命名的。医者用一手托扶患儿肘肘穴处，用另一手拿住患儿一手之食指与小指"扯摇如数"，因将患儿食指与小指喻为二龙，摆动时"似双龙摆尾之状"，故得名。

手法要领 患儿取仰卧位或坐位，术者坐其身前，用一手托扶患儿肘肘穴处，用另一手拿住患儿左手之食指与小指，向下扯拉，并同时摇动患儿肘关节，似双龙摆尾之状（图 38）。施术时用力应柔和，以防损伤患儿手指关节。扯摇 5~10 次。

临床应用 本法能行气、开通闭结，用于治疗气滞、大小便闭结之病证。

3.3.25 赤凤摇头法

该法是以手法操作的形象及操作部位的五行归属命名的。该法操作时，"以我左手拇食二指，掐按小儿曲池内"，"以我右手仰拿小儿食无名四指摇之"，"似凤凰摇头之状"。一说右手拿患儿中指摇之，因中指属心，色赤，故得名。

手法要领 术者用左手掌心向上，以拇食二指拿住患儿的肘肘穴，右手拿患儿中指，掌心向下。上下摇动数次，状若赤凤摇头（图 39）。操作时两手用力宜协调，施术时摇中指宜和缓稳定，用力宜轻松，每次操作 20~30 次。

临床应用 本法能通窍健脾、理气定喘，用于治疗胸胁胀满、寒热往来、喘息气短、腹胀腹痛等病证。

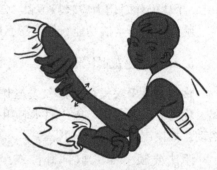

图 39 赤凤摇头法

3.3.26 凤凰鼓翅法

该法是以操作时的形象命名的。术者左手拇指掐患儿精宁穴，右手拇指掐威灵穴，两手食中指分别夹住患儿腕部上下摇动，如凤凰拍打翅膀之状，故得名。

手法要领 患儿取坐位或仰卧位，术者坐其身前，用双手拇指甲分别掐按患儿手背部精宁、威灵二穴，两手食中指相对夹住患儿腕部上下摇动，状如凤凰拍打翅膀（图40）。此法属强刺激手法，临床可根据患儿病情之不同，辨证施术，用力要适当，掐后加揉，以缓和疼痛反应，每穴各掐5~10次，摇动患儿手腕20次左右。

临床应用 本法能开窍豁痰、醒神止惊、除湿消肿，用于治疗风火相煽、痰蒙清窍、神昏惊搐、喉间痰鸣、湿困脾土、肌肤黄肿等病证。

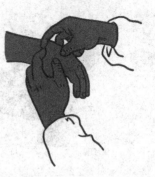

图40 凤凰鼓翅法

3.3.27 老虎吞食法

该法是以操作时的形象命名的。仆参穴为一急救用穴，功能开窍醒神，古时术者操作时"将口咬之，则回生"，故名曰"老虎吞食"。

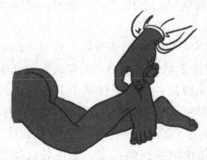

图41 老虎吞食法

手法要领 患儿被家长抱着，术者坐或蹲患儿足旁，将干净丝绢盖在该足跟部，即昆仑穴与仆参穴上，用拇、食二指相对掐此二穴，以苏醒为度（图41）。用拇、食二指相对掐此二穴时，用力适当，以患儿苏醒为度，掐醒后，可以手指面揉之，以减轻不适感。

临床应用 本法能开窍醒神、镇惊定志，用于治疗急惊风、癫痫发作、高热惊厥等病证。

3.3.28 揉脐及龟尾并擦七节骨法

该法是一组穴位小处方，将脐、龟尾及七节骨三穴和相应的手法组合起来依次操作，故名。

手法要领 患儿取仰卧位，医者坐其身旁，用一手手掌或食、中、无名三指指面着力揉脐；一手用中指指面揉龟尾穴；再令患儿俯卧用拇指螺纹面或食中二指指面自龟尾穴向上沿七节骨推至命门穴为补，或自命门穴向下沿七节骨推至龟尾穴为泻（图42）。操作时应注意先后次序，在沿七节骨做上下推擦时可配合使用介质，以免损伤患儿皮肤。操作100~300次。

临床应用 该法能通调任督二脉之经气、调理肠腑、止泻导滞，用于治疗泄泻、痢疾、便秘等病证。本法的补泻主要取决于推擦七节骨的方向，推上七节骨为补，能温阳止泻；推下七节骨为泻，能泄热通便。

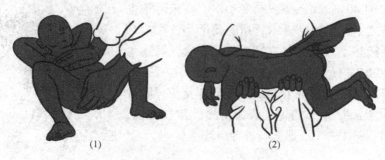

图 42 揉脐及龟尾并擦七节骨法

3.3.29 开璇玑法

该法以操作部位与其功效相结合而命名。"璇玑者，胸中、膻中、气海穴是也。""开"即开通闭塞之意，喻本法功能宣通气机，治疗"痰闭胸闷，咳喘气促"。另外，"开"也是分推法的形象比喻。

手法要领 医者先用两手拇指自患儿璇玑穴沿肋骨向两侧分推，并自上而下分推至季肋；再从胸骨下端之鸠尾穴处向下直推至脐部；再用三指摩或四指摩法以脐为中心沿顺时针或逆时针方向，推摩患儿腹部；再从脐部向下直推至小腹部；最后再令患儿俯卧，作推上七节骨（图 43）。本法包括了分推璇玑、膻中，直推中脘，摩脐、腹，直推小腹，推上七节骨等 5 种操作法、并依次有序操作。操作时，要避风寒，室内温度适宜；医者在操作前要搓热双手。上述各法操作50~100 次。

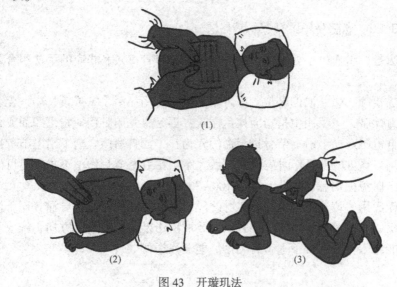

图 43 开璇玑法

临床应用 本法具有宣通气机、消食化痰之功效。用于治疗痰闭胸闷、咳喘气促、食积、腹胀、腹痛、呕吐、泄泻、外感发热、神昏惊搐等病证。

3.3.30 按肩井法

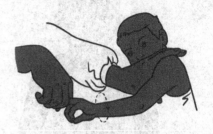

图 44 按肩井法

该法是依据手法及操作部位的名称而定名的。术者用一手食指或中指指面着力，先掐，然后按揉患儿肩井穴，故得名。

手法要领 患儿取坐位，术者坐其身前，用一手食指或中指指面着力，先掐、后按揉患儿肩井穴；用另一手拇、食、中三指拿捏住患儿食指和无名指或中指，令其掌面向下，然后以肘关节为中心摇动其前臂（图44）。手法宜轻柔缓和，以患儿能够耐受为度，一般在诸手法用毕后用此手法结束，具有关门之意，与分手阴阳遥相呼应。按、掐、揉各5~10次，摇动20~30次。

临床应用 本法具有通行一身之气血、提神功效，用于久病体虚、内伤外感诸证，推拿操作结束之前用本法收尾。故本法又有总收法之称。也可在最后仅用双手拿揉双肩井穴代之。

3.4 常用穴位

小儿推拿除了应用十四经穴及经外奇穴外，本身还有许多特定穴位。这些穴不仅有"点"，还有"线"和"面"状。点状穴可采用揉、拿、点、捣等手法，如小天心、上马等。线状穴可采用推、提、捏等手法，如天河水、六腑等。面状穴可采用推运的手法，如八卦、运水入土等。为了便于学习及临床参考，在本章中讲述了取穴部位，操作方法与次数，功效与主治和临床应用。小儿推拿操作顺序，一般是先头面，次上肢，再胸腹、腰背，最后是下肢。也有根据病情轻重缓急或患儿体位而定顺序先后，可以灵活掌握（图45，图46）。

3.4.1 头颈部穴位

（1）攒竹（天门）

部位 两眉中间至前发际成一直线。

操作 以两手拇指桡侧或指腹自下而上交替直推，称为推攒竹，又称开天门（图47）。操作30~50次。

功效 发汗解表、开窍醒脑、镇静安神。

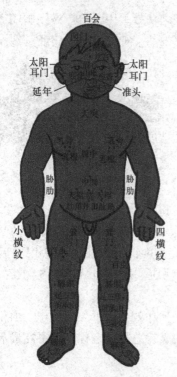

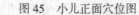

图 45 小儿正面穴位图

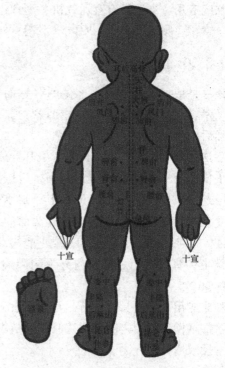

图 46 小儿背面穴位图

主治 感冒、发热无汗、头痛、惊惕不安、精神萎靡等病证。

临床应用 常用于外感外热，头痛等症，多与推坎宫、揉太阳等合用；若惊惕不安，烦躁不宁多与清肝经、按揉百会等合用。

（2）坎宫

部位 自眉头起沿眉向眉梢成一横线。

操作 以两拇指端分别自眉头起向眉梢作分推，称推坎宫（图48）。一般操作30~50次。

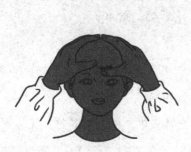

图 47 开天门

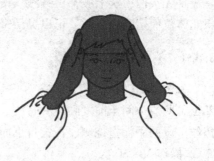

图 48 推坎宫

功效 疏风解表、醒脑明目、止头痛。

主治 外感发热、头痛、目赤痛、惊风等症。

临床应用 常用于外感发热、头痛，多与推攒竹、揉太阳等合用；若用于治疗目赤痛，多和清肝经、清河水等合用。亦可推后点刺放血或用掐按法，以增强疗效。

（3）太阳

部位 眉后凹陷处。

操作 用中指端揉该穴，称揉太阳或运太阳（图49）。向眼前方向揉为补，向耳后方揉为泻。以两拇指桡侧自前向后直推，称推太阳。揉30~50次。

功效 疏风解表、清热、明目止头痛。

主治 感冒、发热、头痛、目赤痛、近视、惊风等病证。

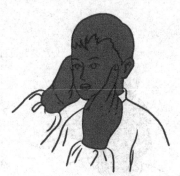

图49 揉太阳

临床应用 推太阳主要用于外感发热。若外感表实头痛用泻法。若外感表虚、内伤头痛用补法。

（4）耳后高骨

部位 耳后入发际高骨下凹陷中。

操作 用两拇指或中指端揉之，称揉耳后高骨（图50）。操作30~50次。

功效 发汗解表，除烦安神。

主治 感冒头痛、烦躁不安、惊风等证。

临床应用 揉耳后高骨主要能疏风解表，治感冒头痛，多与推攒竹、推坎宫、揉太阳等合用；亦能安神除烦，治神昏烦躁等证。

（5）人中

部位 人中沟中线上1/3与下2/3交界处。

操作 用拇指甲掐该穴，称掐人中（图51）。一般掐5下或醒后即止。

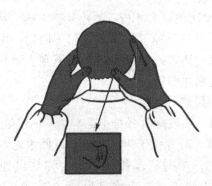

图50 揉耳后高骨

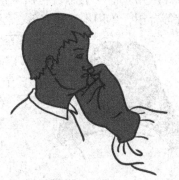

图51 掐人中

功效 开窍醒神。

主治 不省人事、惊厥、抽搐、窒息等证。

临床应用 主要用于急救，对于人事不省、窒息、惊厥或抽搐时，掐之有效，多与掐十宣、掐老龙等合用。

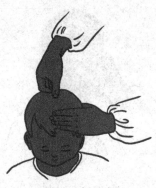

图52 揉百会

（6）百会

部位 后发际正中直上7寸，从两耳尖直上，头正中线取之。

操作 医者一手扶患儿头部，另手拇指端按揉该穴，称揉百会（图52）。30～50次。

功效 安神镇惊、升阳举陷、止头痛。

主治 头痛、目眩、惊风、遗尿、脱肛、夜寐不安等证。

临床应用 百会为诸阳之会，治疗惊风、惊厥、烦躁等症，多与清肝经、清心经、掐揉小天心等合用；治疗遗尿、脱肛等证，常与补脾经、补肾经、推三关、揉丹田等合用。

（7）天柱骨

部位 颈后发际正中至大椎穴成一直线。

操作 医者一手食、中指并拢，用指腹由上而下直推，称推天柱骨（图53）。或用汤匙边蘸水自上向下刮，称刮天柱骨。一般推100～500次；刮至皮下轻度瘀血即可。

功效 降逆止呕、祛风散寒。

主治 呕吐恶心、外感发热、颈项僵痛、后头痛、惊风、咽痛等证。

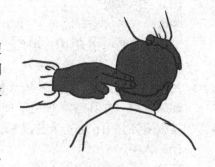

图53 推天柱骨

临床应用 治疗呕恶多与横纹推向板门、揉中脘等合用，单用本法亦有效，但推拿次数须多才行；治疗外感发热、颈项强痛等症多与拿风池、掐揉二扇门等同用；用刮法多以酒盅边沾姜汁或凉水自上向下刮、至局部皮下有轻度瘀血即可。

（8）风池

部位 后发际（颈椎上部）两侧凹陷处。

操作 医者位于患儿身后，以两手之四指肤患儿头侧，两拇指端按揉本穴，称揉风池（图54）。或用拇指拿之，称拿风池。揉30～50次；

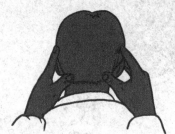

图54 揉风池

拿3~5次。

功效　发汗解表、祛风散寒。

主治　感冒头痛、发热无汗、颈项强痛等病证。

临床应用　本法对发汗效果显著，往往立见汗出，若再配合推攒竹、掐揉二扇门等，发汗解表之力更强。

（9）印堂

部位　两眉连线的中点处。

操作　左手扶患儿头部，右手拇指端推之，称推印堂。推30~50次，或以拇指甲掐之，称掐印堂（图55）。一般掐3~5下。

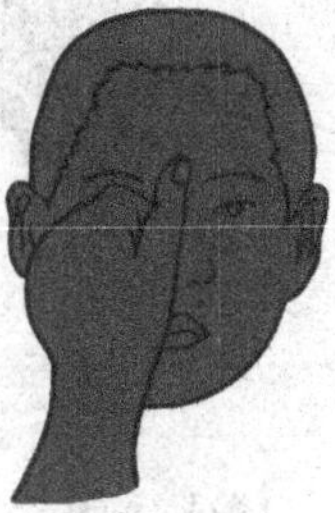

功效　醒脑提神、祛风通窍。

主治　感冒头痛、昏厥抽搐、慢惊风等证。

临床应用　治疗头痛感冒用推法，治疗惊厥用掐法。印堂还可作为望诊用，如印堂处青色主惊、惊泻；亦主热证。

图55　掐印堂

（10）囟门

部位　前发际正中直上2寸，百会前骨陷中。

操作　以两手扶患儿头部，两拇指自前发际向上交替推至囟门，再自囟门向两旁分推（图56）。若囟门未闭合时，仅推至边缘。操作各30~50次。

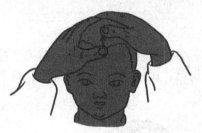

图56　推囟门

功效　镇惊、安神、通窍。

主治　头痛、惊风、头晕、目眩、鼻塞、神昏、烦躁、衄血等。

临床应用　多用于头痛、惊风、鼻塞等症。正常前囟在生后12~18个月之间才闭合，故临床操作时手法需注意，不可用力按压。

（11）山根

部位　两目内眦之中。

操作　一手扶儿头部，用另手拇指甲掐之，称为掐山根（图57）。一般掐3~5下。

功效　开窍、定神、醒目。

主治　惊风、抽搐等证。

临床应用　掐山根多与掐人中、掐老龙等合用。本穴除用于治疗疾病外，还用于诊断，如见山根处青筋显著为脾胃虚寒或惊风。

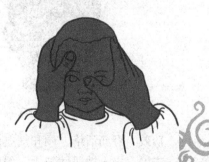

图57　掐山根

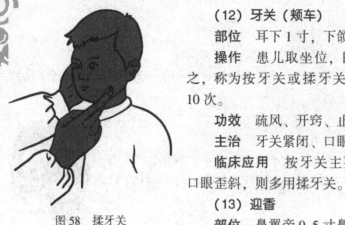

图 58　揉牙关

(12) 牙关（颊车）

部位　耳下 1 寸，下颌骨陷中。

操作　患儿取坐位，医者以两手指端按揉之，称为按牙关或揉牙关（图 58）。一般 6 ~ 10 次。

功效　疏风、开窍、止痛。

主治　牙关紧闭、口眼歪斜、牙痛等证。

临床应用　按牙关主要用于牙关紧闭；若口眼歪斜，则多用揉牙关。

(13) 迎香

部位　鼻翼旁 0.5 寸鼻唇沟中。

操作　用食、中二指或两拇指端按揉之，称揉迎香（图 59）。操作 20 ~ 30 次。

功效　宣肺气、通鼻窍。

主治　鼻塞不通，鼻流清涕，呼吸不畅，口眼歪斜，急慢性鼻炎等病证。

临床应用　鼻为肺窍，穴居两侧，揉之能宣肺气，通鼻窍。用于感冒或慢性鼻炎等引起的鼻塞流涕，呼吸不畅，效果较好，多与清肺经、拿风池等合用。

(14) 桥弓

部位　在颈部两侧，沿胸锁乳突肌成一线。

操作　患儿取坐位，医者一手扶患儿头侧，另手指、食指自上而下拿之，称为拿桥弓；或用拇指推法自上而下推之，称推桥弓；用抹法自上而下抹之，称为抹桥弓（图 60）。拿 3 ~ 5 下；推或抹 30 ~ 50 次。

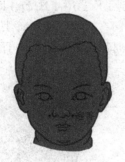

图 59　迎香穴

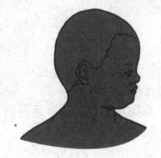

图 60　桥弓穴

功效　舒筋活络、调和气血。

主治　先天性肌性斜颈、颈项强痛、惊风等病证。

临床应用　小儿主要用于肌性斜颈和惊风症，成人可用于高血压。

3.4.2 胸腹部穴位

(1) 天突

部位 在胸骨上窝正中。

操作 取患儿坐位；一手扶患儿头侧，另手中指端按或揉，称为按天突或揉天突（图61）。一般操作10~30次。

功效 降逆平喘、理气化痰、止呕。

主治 痰壅气急、咳喘胸闷、恶心呕吐等证。

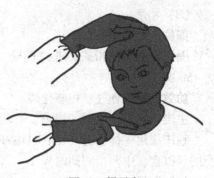

图61 揉天突

临床应用 由于气机不利，痰涎壅盛或胃气上逆所致痰喘、呕吐多与推揉腹中、揉中脘、运内八卦等合用。若用中指端微屈向下、向里按，动作宜快，可使之吐。

(2) 膻中

部位 在胸骨中线上，平第4肋间隙，正当两乳之间。

操作 取患儿仰卧位或坐位，以两拇指端自穴中向两旁推至乳头，称为推膻中（图62）；用中指端揉之，称为揉膻中（图63）。推、揉各50~100次。

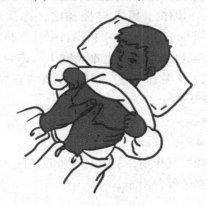

图62 推膻中

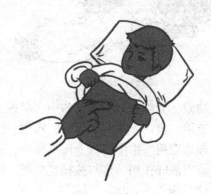

图63 揉膻中

功效 宽胸理气、宣肺、止咳化痰。

主治 胸闷、痰鸣咳嗽、吐逆等证。

临床应用 膻中穴为气之会穴，居胸中。推揉本穴对各种原因引起的胸闷、吐逆、痰喘咳嗽均有效。治疗呕吐，嗳气常与运内八卦、横纹推向板门、分腹阴阳等合用；治疗喘咳常与推肺经、揉肺俞等合用；治疗痰吐不利常与揉天突、按揉丰隆等合用。

（3）乳旁

部位 乳外旁开0.2寸。

操作 两手四指扶患儿之两胁，再以两拇指于穴位上揉之，称揉乳旁。揉30~50次。

功效 宽胸理气、止咳化痰。

主治 胸闷、咳嗽、痰鸣、呕吐等证。

临床应用 揉乳旁与揉乳根均有宽胸理气，止咳化痰的作用，临床上多两穴配用，以食、中两指间同时操作。

（4）乳根

部位 乳下0.2寸。

操作 以两手四指扶患儿两肋，再以两拇指于穴位上揉之，称揉乳根。揉30~50次。

功效 宣肺理气、止咳化痰。

主治 咳喘、胸闷、痰鸣等证。

临床应用 见乳旁穴。

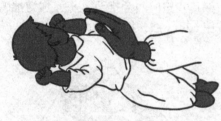

图64 揉中脘

（5）中脘

部位 在前正中线上，脐上4寸。

操作 用掌根按揉之，称揉中脘（图64）；用食、中指端自喉往下推至中脘或自中脘向上直推至喉下，称为推中脘，又称推胃脘；用掌心或四指摩之，称摩中脘。

功效 健脾和胃、消食和中、降逆止呕。

主治 腹泻、呕吐、腹痛、腹胀、食欲不振等证。

临床应用 推中脘自上而下操作，有降胃气作用，主治呕吐恶心；自下而上操作，有涌吐作用。多与按揉足三里、推脾经等合用。

（6）腹

部位 在腹部

操作 取患儿仰卧或坐位；用两拇指端沿肋弓角边缘或自中脘至脐，向两旁分推，称分推腹阴阳（图65）；用掌面或四指摩之，称摩腹（图66）。分推100~200次；摩腹3~5分钟。

功效 分推腹阴阳可降逆止呕、和胃消食；摩腹可健脾止泻、通便。

主治 伤食呕吐、恶心、腹胀、便秘、泻泄等证。

临床应用 顺时针摩腹（自右下腹向上向左方向）为泻，逆时针（自左下腹向上向右方向）为补，常与捏脊、按揉足三里合用，作为小儿保健手法。

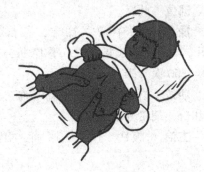

图 65　分推腹阴阳

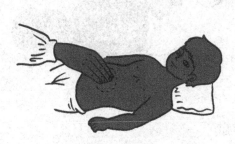

图 66　摩腹

（7）胁肋

部位　从腋下两胁至天枢处。

操作　取患儿坐位；两手掌从患儿两腋下搓摩至天枢处，称为搓摩胁肋（图 67）。搓摩 50 ～ 100 次。

功效　顺气化痰、除胸闷、开积聚。

主治　胸闷、腹胀、食积、痰喘气急、痞积、胁痛、肝脾肿大等证。

临床应用　搓摩胁肋，性开而降，对小儿由于食积、痰壅、气逆所致的胸闷、腹胀等有效。若肝脾肿大，则须久久搓摩，非一日之功，但对中气下陷，肾不纳气者宜慎用。

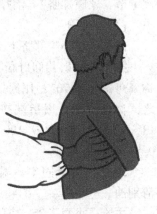

图 67　搓摩胁肋

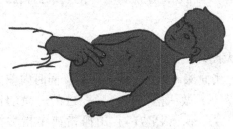

图 68　揉天枢

（8）天枢

部位　肚脐旁开 2 寸。

操作　取患儿仰卧位；用食、中指端按揉之，称揉天枢（图 68）。一般操作 50~100 次。

功效　疏调大肠、理气消滞。

主治　腹泻、便秘、腹胀、腹痛、食积不化等证。

临床应用　常用于治疗急慢性胃肠炎及消化功能紊乱引起的腹泻、呕吐、食积、腹胀、大便秘结等证。临床上，天枢与脐同时操作时，可以中指按脐、食指与无名指各按两侧天枢穴同时揉动。

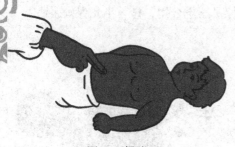

图 69　揉脐

（9）脐（神阙）

部位　肚脐。

操作　用中指端揉之，称揉脐（图 69）。用掌或指摩之，称摩脐，揉 100~300 次，摩 3~5 分钟。

功效　温阳散寒、补益气血、健脾和胃、消食导滞。

主治　腹泻、便秘、腹痛、疳积等症。

临床应用　临床上揉脐、摩腹、推上七节骨、揉龟尾常配合应用，简称"龟尾七节，摩腹揉脐"，治疗腹泻效果较好。

（10）丹田

部位　在小腹部脐下 2.5 寸。

操作　取患儿仰卧位，用掌摩之，称摩丹田（图 70）；用拇指或中指端揉之，称揉丹田；用指端按之，称按丹田。摩 2~3 分钟；揉 100~300 次，按 0.5~1 分钟。

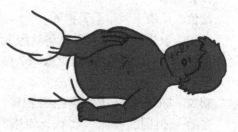

图 70　摩丹田

功效　培肾固本、温补下元、分清别浊。

主治　小腹胀痛、癃闭、小便短赤、遗尿、脱肛、便秘、疝气等证。

临床应用　多用于小儿先天不足，寒凝少腹及腹痛、疝气、遗尿、脱肛等证，常与补肾经、推三关、揉外劳等合用。揉丹田对尿潴留有一定效果，临床上常与推箕门、清小肠等合用。

（11）肚角

部位　脐下 2 寸（右门）旁开 2 寸大筋。

操作　仰卧位取穴；用拇、食、中三指向深入拿之，称拿肚角，同时向偏内上方做一推一拉一紧一松的轻微动作为一次（图 71）；用拇指或中指端按之，称按肚角。拿、按各 3~5 次。

功效　健脾和胃、理气消滞止痛。

主治　受寒、伤食引起的腹痛、腹泻等证。

临床应用　按、拿肚角是止腹痛的要法，对各种原因引起的腹痛均可

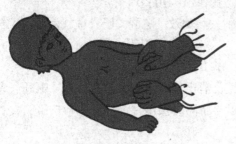

图 71　拿肚角

应用，特别是对寒痛、伤食效果更好。本法刺激较强，一般拿3~5次即可，不可拿得时间太长。为防止患儿哭闹影响手法的进行，可在诸手法推毕，再拿此穴。

3.4.3 腰背部穴位

（1）肩井

部位 在大椎与肩峰连线的中点，肩部筋肉处。

操作 取患儿坐位，用拇指与食、中二指对称用力提拿本穴，称拿肩井（图72）。用指端按之，称按肩井。拿3~5次；按0.5~1分钟。

功效 宣通气血、发汗解表。

主治 感冒、惊厥、上肢抬举受限等证。

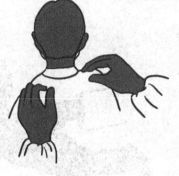

图72 拿肩井

临床应用 多用于治疗结束后的总收法，也可用于治感冒、上肢痹痛等证。

（2）大椎

部位 在第7颈椎棘突下。

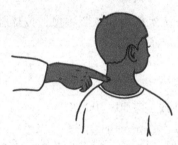

图73 揉大椎

操作 用中指或拇指端揉之，称揉大椎（图73）。医者用双手拇、食指将其周围的皮肤捏起，向穴中挤去，称为捏挤大椎。揉30~50次；捏挤至局部皮肤充血或紫红瘀斑为度。

功效 清热解表、通经活络。

主治 发热、感冒、项强、咳嗽、百日咳等。

临床应用 揉大椎有清热解表的作用，主要用于感冒、发热、项强等证。此外用提捏法，以屈曲的食、中两指蘸清水在穴位上提捏，至局部皮下出现轻度瘀血为止，对百日咳有一定的疗效。

（3）风门

部位 第2胸椎棘突下旁开1.5寸。

操作 以食、中指端揉之，称揉风门。揉20~50次。

功效 疏风解表、宣肺止咳。

主治 风寒感冒、咳嗽气喘、鼻塞等病证。

临床应用 揉风门主要用于外感风寒，咳嗽气喘。临床上多与清肺经、揉肺俞、推揉膻中等配合应用。

（4）肺俞

部位 在第3胸椎棘突下旁开1.5寸。

操作 以食、中指端或两拇指端揉之，称揉肺俞（图74）；用两拇指端分别自肩胛骨内缘由上向下做分向推动，称为分推肩胛骨（图75）。揉50～100次；分推100～200次。

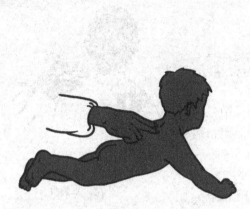

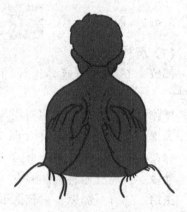

图74 揉肺俞   图75 分推肩胛骨

功效 调肺气、补虚损、止咳嗽。

主治 咳嗽气喘、外咳不愈、痰鸣、胸闷腹痛、发热等。

临床应用 揉肺俞、分推肺俞，多用于呼吸系统疾病。如久咳不愈，按揉肺俞时可加沾少许盐粉，效果更好。

(5) 脾俞

部位 在第11胸椎棘突下旁开1.5寸。

操作 以食、中指端或两拇指端揉之，称揉脾俞。揉50～100次。

功效 健脾胃、助运化、祛水湿。

主治 脾胃虚弱引起的呕吐、腹泻、食欲不振、疳积、四肢乏力、肌肉消瘦、慢惊风及水肿、黄疸等证。

临床应用 常治疗脾胃虚弱，乳食内伤，消化不良等症，多与推脾经、按揉足三里等合用。

(6) 胃俞

部位 在第12胸椎棘突下旁开1.5寸。

操作 以食、中指端或两拇指端揉之，称揉胃俞；用指端按之，称按胃俞。揉50～100次；按0.5～1分钟。

功效 和胃健脾、理中降逆。

主治 胃脘疼痛、呕吐、腹胀、慢性腹泻、消化不良等证。

临床应用 按之治胃痛，除食积；揉之治胃虚；按揉结合可用于和胃降逆，理中健脾。

（7）肾俞

部位 第2腰椎棘突下旁开1.5寸。

操作 用食、中指端揉之，或用两拇指揉之，称揉肾俞。揉50~100次。

功效 滋阴壮阳，补益肾气。

主治 肾虚腹泻、气喘、遗尿，阴虚便秘，少腹痛，下肢痿软乏力，慢性腰背痛。

临床应用 常用于肾虚腹泻，或阴虚便秘，或下肢瘫痪等症，多与揉上马、补脾经，或推三关等合用。

（8）腰俞

部位 在第3腰椎棘突下旁开3.5寸（即腰眼）凹陷中。

操作 以两拇指或食、中指端揉之，称揉腰眼。揉20~30次。

功效 通经活络。

主治 腰痛、下肢瘫痪。

临床应用 按揉腰俞能通经活络，多和于腹痛及下肢瘫痪。

（9）脊椎

部位 大椎至长强成一直线。

操作 用捏法自下而上捏之，称捏脊（图10）；用食中指腹自上而下做直推法，称为推脊（图3）。捏脊一般捏3~5遍，每捏三下再将脊背皮肤提一下，称为捏三提一法。在捏脊前先在背部轻轻按摩几遍，使肌肉放松。推脊一般操作100~300次。

功效 调阴阳、理气血、和脏腑、通经络、培元气、壮身体。

主治 疳积、腹泻、呕吐、便秘、惊风、夜啼等。

临床应用 ①本法单用名捏脊疗法，不仅常用于小儿疳积、腹泻等病证，还可应用于成人失眠、肠胃病、月经不调等病证。本法操作时亦旁及足太阳膀胱经脉，临床应用时可根据不同的病情，重提或按揉相应的背部俞穴，能加强疗效。②推脊柱穴从上至下，能清热，多与清河水、退六腑、推涌泉等合用。

（10）七节骨

部位 在第4腰椎与尾骨端（长强）成一直线。

操作 用拇指桡侧面或食、中指腹自下向上推之，称推上节骨（图76），自上而下推，称推下七节骨。推100~300次。

功效 温阳止泻、泄热通便。

主治 虚寒腹泻、多痢、肠热便秘、痢疾等证。

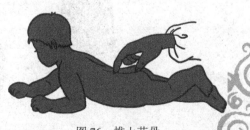

图76 推上节骨

临床应用 ①推上七节骨能温阳止泻，多用于虚寒腹泻、久痢等证。临床上常与按揉百会、揉丹田等合用治疗气虚下陷的脱肛、遗尿等证。若属实热证，则不宜用本法，用后多令儿腹胀或出现其他变证。②推下七节骨能泻热通便，多用于肠热便秘，或痢疾等证。若腹泻属虚寒者，不可用本法，恐防滑泄。

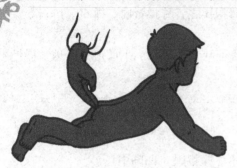

图77 揉龟尾

（11）龟尾

部位 尾椎骨端。

操作 用中指或拇指端揉，称揉龟尾（图77）。揉100~300次。

功效 通调督脉之经气，调理大肠之功能。既能止泻，又能通便。

主治 腹泻、便秘、脱肛等证。

临床应用 龟尾穴即督脉经之长强穴，揉之能通调督脉之经气，调理大肠的功能。穴性平和，能止泻，也能通便。多与揉脐、推七节骨配合应用，以治腹泻，便秘等证。

3.4.4 上肢部穴位（图78）

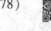

（1）脾经

部位 拇指末节螺纹面。

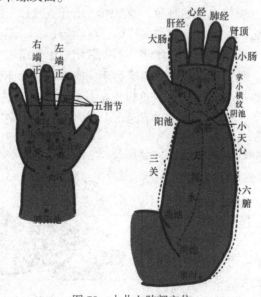

图78 小儿上肢部穴位

操作 用左手握患儿之左手，同时以拇、食二指捏住患儿拇指，使之微屈，再用右手拇指自患儿拇指尖推向拇指根，称为补脾经（图79）；若将患儿拇指伸直，自拇指根推向指尖，称为清脾经（图80）；若来回用力推之，称为清补脾经。一般操作100~500次。

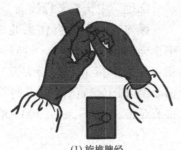

(1) 旋推脾经　　　　　　(2) 屈指直推脾经

图79　补脾经

功效 健脾补气、清热利湿、化痰止咳、和胃消食。

主治 腹泻、食欲不振、黄疸、痢疾、胃脘痞满。

临床应用 补脾经能健脾胃，补气血。主治脾胃虚弱、气血不足引起的腹泻、食欲不振、肌肉消瘦、消化不良等病证。清脾经则清热利湿，化痰止呕。主治湿热熏蒸、皮肤发黄、恶心呕吐、腹泻、痢疾等症。清补脾经能和胃消食，增进食欲。

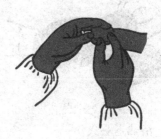

图80　清脾经

主治脾胃不和引起的胃脘痞满、吞酸恶食、腹泻呕吐等证。若湿热留恋，久不消退或外感发热兼湿者，可单用本法治之。注意①小儿脾胃薄弱，不宜攻伐太甚，在一般情况下，脾经穴多用补法，体壮邪实者方能用清法。②小儿体虚，正气不足，患斑疹热病时，推补本穴，可使隐疹透出，但手法宜快，用力宜重。

（2）肝经

部位 食指末节螺纹面。

操作 左手握住患儿之手，使其手指向上，手掌向外，然后再用右手拇指掌面由下而上直推，称清肝经（图81），若由上而下直推或旋推之，称补肝经。100~500次。

功效 平肝泻火，熄风镇惊，解郁除烦。

主治 惊风抽搐、烦躁不安、目赤肿痛

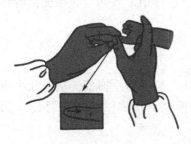

图81　清肝经

五心烦热等证。

临床应用 补肝经一般不常用，若肝虚应补时则需补后加清，或以补肾经代之，称为滋肾养肝法。

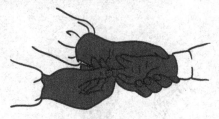

图 82　清心经

功效 清热退心火。

主治 高热面赤、口舌生疮、小便短赤、惊风、惊吓。

临床应用 常用于心火旺盛而引起的高热神昏、面赤口疮、小便短赤等，多与清天河水、清水肠等合用。本穴宜用清法，不宜用补法，恐动心火之故。若气血不足而见心烦不安，睡卧露睛等证，需用补法时，可补后加清，或以补脾经代之。

（3）心经

部位 中指末节螺纹面。

操作 以左手握住患儿之手，使其中指向上，手掌向外，然后再以右手拇指自患儿中指末节向指尖方向直推，称清心经（图82）；由指尖向指根方向直推或旋推，称补心经。100~500次。

（4）肺经

部位 无名指末节螺纹面。

操作 医者左手握住患儿之左手，使其无名指向上，手掌向外，然后用右手拇指腹，自无名指末节根部向指尖方向直推，称清肺经（图83）；由指尖向指根方向直推或旋推，称为补肺经。100~500次。

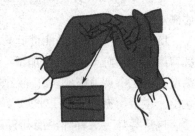

图 83　清肺经

功效 清肺经能宣肺清热、止咳化痰；补肺经能补益肺气。

主治 感冒发热、咳嗽气喘、痰鸣、胸闷、鼻下、鼻流浊涕等证。

临床应用 补肺经用于肺气虚损、咳嗽气喘，虚汗怕冷等肺经虚寒证；清肺经用于感冒发热及咳嗽、气喘、痰鸣等肺经实热证。

（5）肾经

部位 在小指末节螺纹面。

操作 先以左手握住患儿之左手，使手掌向上。再以右手拇指，从患儿小指尖推至掌根，称为清肾经（图84）；由掌根直推至小指尖，称补肾经（图85）。一般操作100~500次。

功效 清利下焦湿热；滋肾壮阳、强筋健骨。

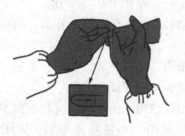

图 84　清肾经

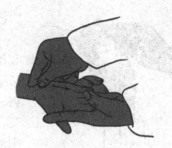

图 85　补肾经

主治　膀胱蕴热、小便短赤、腹泻及小儿肾炎等病证。

临床应用　补肾经用于先天不足、久病体虚、肾虚久泻，多尿、遗尿，虚汗喘息等证。清肾经用于膀胱蕴热，小便赤涩等证。临床上肾经穴一般多用补法，需用清法时，也多以清小肠代之。

(6) 大肠

部位　在食指桡侧缘，由指尖至虎口成一直线。

操作　以左手握住患儿之左手，使掌侧置；再以右手食、中二指挟住患儿拇指，然后用拇指桡侧面，自指尖直推至虎口为补，称为补大肠（图 86）；反之为清，称为清大肠（图 87）；若来回推之，称为清补大肠。100～300 次。

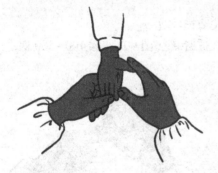

图 86　补大肠

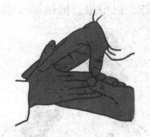

图 87　清大肠

功效　温中止泻、涩肠固脱；清热利湿导滞。

主治　腹泻、痢疾、脱肛等证。

临床应用　补大肠能涩肠固脱，温中止泻。用于虚寒腹泻、脱肛等病证。清大肠能清利肠腑，除湿热、导积滞。多用于湿热，积食滞留肠道，身热腹痛，痢下赤白，大便秘结等症。本穴又称指三关，可用于诊断。

(7) 小肠

部位　在小指尺侧边缘，自指尖至指根成一直线。

操作　从指尖向指根方向直推为补，称为补小肠（图 88）；反之则为清，称

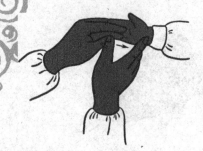

图 88　补小肠

为清小肠。操作 100~300 次。

功效　补小肠可滋阴补虚；清小肠可清热利尿。

主治　小便短赤、多尿、遗尿、尿闭、水泻、口舌生疮等证。

临床应用　清小肠能清利下焦湿热，泌清别浊，多用于小便短赤不利，尿闭，水泻等症。若心经有热，移热于小肠，以本法配合清天河水，能加强清热利尿的作用。若属下焦虚寒，多尿、遗尿则宜用补小肠。

（8）肾顶

部位　在小指顶端。

操作　医者以拇指或中指端按揉之，称揉肾顶（图 89）。揉 100~500 次。

功效　收敛元气，固表止汗。

主治　自汗、盗汗、解颅、大汗淋漓不止等证。

临床应用　揉肾顶能收敛元气，固表止汗，对自汗、盗汗或大汗淋漓不止等证均有一定的疗效。

（9）肾纹

部位　以手掌面，小指第 2 指间关节横纹处。

操作　以中指或拇指端按揉之，称揉肾纹（图 90）。揉 100~500 次。

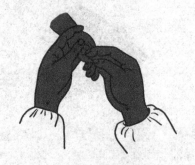

图 89　揉肾顶

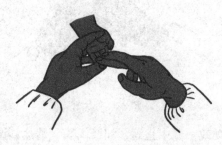

图 90　揉肾纹

功效　祛风明目，散瘀结。

主治　目赤肿痛、热毒内陷、鹅口疮等证。

临床应用　主要用于目赤肿痛或热毒内陷，瘀结不散所致的高热，呼吸气凉，手足逆冷等证。

（10）掌小横纹

部位　在掌面小指根下，尺侧掌纹头。

操作 以中指或拇指端按揉之，称揉掌小横纹（图91）。揉100~500次。

功效 清热散结，宽胸宣肺，化痰止咳。

主治 痰热咳喘、口舌生疮、百日咳、肺炎。

临床应用 主要用于喘咳，口舌生疮等，为治疗百日咳、肺炎的要穴。临床上用揉掌小横纹治疗肺部湿性啰音，有一定的疗效。

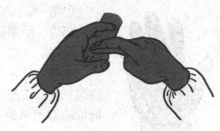
图91 揉掌小横纹

（11）小横纹

部位 在掌面食、中、无名、小指的掌指关节横纹处。

操作 用拇指侧向食指或小指的掌指关节横纹处，来回推之，称推小横纹（图92）；以拇指甲依次掐之，继以揉之，称为掐小横纹。推100~300次；掐3~5下。

功效 退热、消痛、散结。

主治 脾胃热结、口唇破裂、口疮、腹胀、发热、烦躁等证。

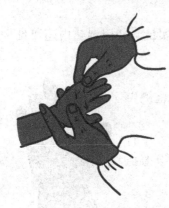
图92 推小横纹

临床应用 主要用于脾胃热结、口唇破烂及腹胀等证。临床上用推小横纹治疗肺部干性啰音，有一定疗效。

（12）四横纹

部位 掌面食、中、无名、小指的第一指向关节横纹处（图93）。

操作 患儿四指并拢，医者以拇指端从食指横纹处向小指横纹处，称推四横纹；经拇指甲依次掐揉之，称掐四横纹。推100~300次；掐3~5下。

功效 退热除烦，散瘀结。

主治 疳积、腹胀腹痛、气血不和、消化不良等证。常与补脾经、揉中脘等合用。也可用毫针或三棱针点刺本穴出血以治疗疳积，效果也好。

临床应用 多用于疳积、腹胀、气血不和、消化不良等证。常与补脾经、揉中脘等合用。也可用毫针或三棱针点刺本穴出血以治疗疳积，效果也好。

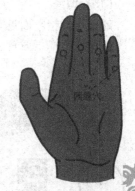
图93 四横纹穴

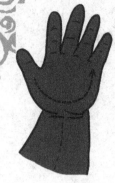

图94 运土入水

（13）运土入水

部位 手掌面，拇指桡侧经手掌边，小指掌面稍偏尺侧至尖端。

操作 以左手握住患儿之左手手指，使手掌朝上，同时拇、食二指捏住患儿拇指，再用右手拇指侧面，自患儿拇指端循手掌边缘，向上推运至小指端为1遍（图94）。100~300遍。

功效 清脾胃湿热，利尿止泻。

主治 湿热内蕴、少腹胀满、小便短赤、呕吐泄泻、便秘、痢疾等证。

临床应用 常用于新病、实证，如因湿热内蕴而见少腹胀满、小便赤涩、泄泻痢疾等证。

（14）运水入土

部位 手掌面，小指尺侧缘沿手掌边缘至拇指桡侧尖端成一弧形曲线。

操作 左手握住患儿之左手手指，使手掌朝上，用右手拇指侧面，自患儿小指端循手掌边缘，向上推运至拇指端为1遍（图95）。100~300遍。

功效 健脾助运，润燥通便。

主治 脾胃虚弱、肚大青筋、腹胀、食欲不振、泻痢等证。

临床应用 多用于因脾胃虚弱而见完谷不化，腹泻痢疾、疳积、便秘等证。

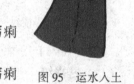

图95 运水入土

（15）胃经

部位 拇指掌面近掌端第一节。

操作 用拇指或食、中指自掌根推向拇指根，称清胃经（图96）旋推胃经

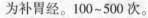
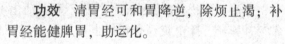
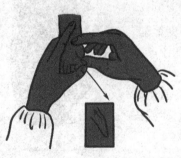

为补胃经。100~500次。

功效 清胃经可和胃降逆，除烦止渴；补胃经能健脾胃，助运化。

主治 恶心呕吐、烦渴善饥、呃逆、嗳气、吐血衄血、食欲不振、腹胀、口臭、便秘等证。

临床应用 清胃经可用于胃火上亢引起的衄血等证。临床上多与清脾经、推天椎骨、横

图96 清胃经

纹推向板门等合用，治疗脾胃湿热，或胃气不和所引起的上逆呕恶等症；若胃肠实热、脘腹胀满、发热烦渴、便秘纳呆，多与清大肠、退六腑、揉天枢、推下七节骨等合用。补胃经临床上常与补脾经、揉中脘、摩腰、按揉足三里等合用，治疗脾胃虚弱、消化不良、纳呆腹胀等证。

（16）板门

部位 在手掌大鱼际平面。

操作 用左手托住患儿之左手，再以右手食、中指挟住患儿的拇指，然后用拇指端运之或揉之，称为揉板门或运板门（图97）；用右手拇指侧面自板门向大横纹，称板门推向横纹（图98）；若以右手拇指侧面自大横纹推向板门，又称为横纹推向板门。揉、推各100~300次。

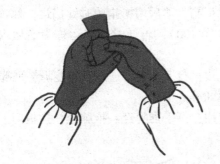
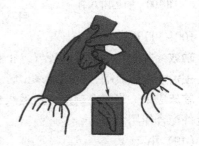

图97　揉板门　　　　　　　　图98　板门推向横纹

功效 健脾和胃、消食化滞；止泻、止呕。

主治 乳食停积、腹胀腹泻、食欲不振、呕吐、嗳气等证。

临床应用 揉板门能健脾和胃，消食化滞，通达上下之气，多用于乳食停积，食欲不振或嗳气。板门推向横纹能止泻，主治乳食停滞引起的腹泻及各种泄泻。横纹推向板门则能呕吐，主治胃气上逆而致的各种呕吐，多与推天柱骨配用，加强止呕吐疗效。

（17）内劳宫

部位 在掌心中，屈指当中指与无名指之间的中点。

操作 以左手握患儿之四指，使手伸直，再以右手食、中二指夹住患儿之拇指，然后以中指甲掐揉之，称掐揉内劳宫；以拇指自小指根掐运起，经掌小横纹、小天心至内劳宫，称运内劳宫（图99），又称为水底捞明月。

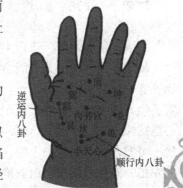

图99　内劳宫穴

功效 清热除烦，熄风凉血。

主治 发热、五心烦热、口舌生疮、烦渴、齿龈糜烂、便血等证。

临床应用 揉内劳宫能清热除烦，用于心经有热而致口舌生疮、发热、烦渴等证。运内劳宫为复合手法，能清虚热，对心、肾两经虚热最为适宜。

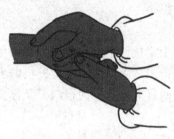

图100 顺运内八卦

（18）内八卦

部位 以掌中心为圆心，从圆心至中指根横纹约2/3处为半径，画一圆圈，八卦穴即在此圆圈上。

操作 以左手持患儿左手之四指，使掌心向上，同时拇指按定离卦，再以右手食、中二指夹住患儿之拇指，然后用拇指顺时针掐运，称顺运内八卦（图100）；若逆时针掐运称为逆运内八卦。100~500次。

功效 顺运八卦能宽胸理气，止咳化痰，行滞消食；逆运八卦能降气平喘。

主治 咳嗽痰喘、胸闷纳呆、腹胀呕吐等。

临床应用 临床上顺运与逆运八卦合用，可于推脾经、推肺经、揉板门、揉中脘等配合使用。

（19）小天心

部位 在大小鱼际交接处凹陷中。

操作 以中指端揉之，称揉小天心（图101）；以拇指甲掐之，称掐小天心；以中指尖或屈曲的指间关节捣，称捣小天心。揉100~300次；掐、捣各5~20下。

功效 清热、镇惊、利尿、明目、安神。

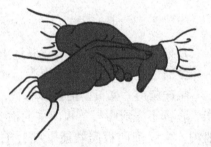

图101 揉小天心

主治 目赤肿痛、口舌生疮、惊惕不安、小便短赤等证。

临床应用 揉小天心能清热、镇惊、利尿、明目，主要用于心经有热而致目赤肿痛、口舌生疮、惊惕不安或心经有热，移热于小肠而见小便短赤等证。此外对新生儿硬皮症，黄疸，遗尿，水肿，疮疖，痘疹欲出不透亦有效。掐、捣小天心能镇惊安神。主要用于惊风抽搐，夜啼，惊惕不安等证。若见惊风眼翻、斜视，可配合掐老龙、掐人中、清肝经等合用。眼上翻者则向下掐、捣；右斜视者向左掐、捣；左斜视者向右掐、捣。

（20）总筋

部位 在掌后腕横纹中点。

操作 一手握患儿手指，另手拇指甲掐之，称掐总筋；以拇指或中指端揉之，称揉总筋（图102）。掐3~5下；揉100~300次。

功效 清心经热、散结止痉。

主治 口舌生疮、潮热、夜啼、牙痛等证。

临床应用 临床上多与清天河水、清心经配合，治疗口舌生疮、潮热、夜啼等实热证。操作时手法宜快，并稍用力。治疗惊风抽掣多用掐法。

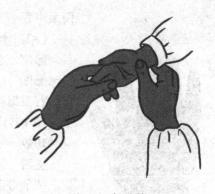

图102 揉总筋

（21）大横纹

部位 仰掌，掌后横纹。近拇指端称阳池，近小指端称阴池。

操作 用两拇指自掌后横纹中（总筋）向两旁分推，称为推大横纹，又称分阴阳（图103）。自两旁（阴池、阳池）向总筋合推，称合阴阳。推30~50次。

功效 分阴阳可平衡阴阳、调和气血、行滞消食；合阴阳可化痰散结。

主治 寒热往来、烦躁不安、乳食停滞、腹胀、腹泻、呕吐、痢疾、痰结喘嗽、胸闷等证。

临床应用 分阴阳多用于阴阳不调，气血不和而致寒热往来，烦躁不安，以及乳食停滞，腹胀，腹泻，呕吐等证。亦有用治痢疾，有一定效果。但在操作时，如实热证阴池宜重分，虚寒证阳池宜重分。合阴阳多用于痰结喘嗽，胸闷等证，若本法配揉肾纹，清天河水能加强

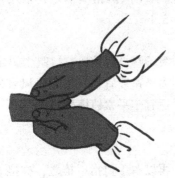

图103 分阴阳

行痰散结的作用。

（22）老龙

部位 在中指甲后一分处。

操作 以拇指甲掐之，称掐老龙（图104）。掐5下，或醒后即止。

功效 开窍醒神。

主治 急惊风，高热抽搐，不省人事。

临床应用 掐老龙主要用于急救。若急惊暴死，掐之知痛有声者易治，不知痛

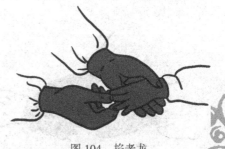

图104 掐老龙

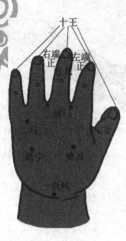

图 105 十王

而无声者，一般难治。

（23）十王

部位 在十指尖端指甲内赤白肉际处。

操作 以左手握患儿之手，使手掌向外，手指向上，再以右手拇指甲先掐患儿中指，然后逐指掐之，称掐十王（图 105）。各掐 3~5 下，或配后即止。

功效 清热，醒神，开窍。

主治 高热惊风、抽搐、昏厥、两目上视、烦躁不安、神呆等证。

临床应用 掐十王主要用于急救。多与掐人中、掐老龙、掐小天心等合用。

（24）二扇门

部位 在手背中指根本节两侧凹陷处。

操作 以食、中指端揉之，称揉二扇门（图 105）；令患儿手掌向下，医者两手食、中二指固定患儿腕，无名指托其手掌，然后用两拇指甲掐之，继之揉之，称掐二扇门（图 106）。揉 100~500 次；掐 3~5 下。

功效 发汗透表，退热平喘。

主治 伤风，感冒，发热无汗，痰喘气阻，呼吸不畅，急惊风，口眼歪斜。

临床应用 揉二扇门是发汗效法。揉时要稍用力，速度宜快，多用于风寒外感，本法与揉肾顶、补脾经、补肾经等配合应用，适宜于平素体虚外感者。

（25）上马

部位 在手背无名指及小指掌指关节后陷中。

操作 以左手握住患儿之左手，使手心向下，再以右手拇指甲掐之，称掐上马；以拇指端揉之，称揉上马（图 107）。掐 3~5 下；揉 100~500 次。

功效 滋阴补肾，顺气散结，利水通淋。

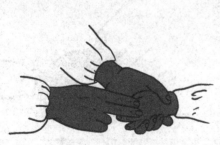

图 106 掐二扇门

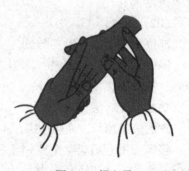

图 107 揉上马

主治 虚热喘咳、小便短赤不利、遗尿、脱肛、腹痛、牙痛、睡时磨牙、消化不良等证。

临床应用 主要用于阴虚阳亢，潮热烦躁，牙痛，小便赤涩淋沥等证。本法对体质虚弱，肺部感染有干性啰音，久不消失者配揉小横纹；湿性啰音配揉掌小横纹，多揉有一定疗效。

（26）外劳宫

部位 在手背中，与内劳宫相对处。

操作 用中指端揉之，称揉外劳宫（图108）；以拇指甲掐之，称掐外劳宫，揉100～300次；掐3～5下。

功效 温阳散寒，升阳举陷，兼能发汗解表。

主治 腹痛肠鸣、腹泻腹胀、风寒感冒、鼻塞流涕、痢疾、脱肛、遗尿、疝气等证。

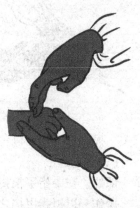

图108 揉外劳宫

临床应用 临床上揉法为多，揉外劳主要用于一切寒证，不论外感风寒，鼻塞流涕以及脏腑积寒，完谷不化，肠鸣腹泻，寒痢腹痛，疝气等皆宜，且能升阳举陷，故临床上也多配合补脾经、补肾经、推三关、揉丹田等治疗脱肛、遗尿等证。

（27）五指节

部位 在手指背面，五指的第一指间关节处。

操作 以左手握患儿之左手，使掌面向下，然后用右手拇指甲由小指或从拇指依次掐之，继以揉之，称掐五指节；以拇、食指揉搓之，称揉五指节。掐各3～5下；揉搓30～50次。

功效 祛风痰、通关窍、安神镇惊。

主治 惊风、惊惕不安、胸闷、咳嗽、风痰、吐涎等证。

临床应用 掐五指节主要用于惊惕不安，惊风等证，多与清肝经、掐老龙等合用；揉五指节主要用于胸闷、痰喘、咳嗽等证，多与运内八卦，推揉膻中等合用。

（28）威灵

部位 在手背第2、3掌骨歧缝间。

操作 以拇指甲掐之，继以揉之，称为掐威灵（图109）。5～10次，或醒后即止。

功效 开窍醒神。

主治 惊风。

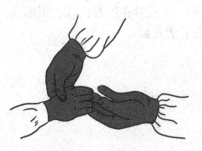

图109 掐威灵

临床应用　主要用于急惊暴死、昏迷不醒时的急救。

（29）精宁

部位　在手背第4、5掌骨歧缝间。

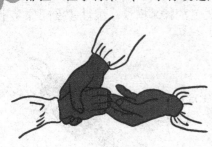

图110　掐精宁

操作　以拇指甲掐揉之，称掐精宁（图110）。掐5~10次。

功效　行气，破结，化痰。

主治　痰食积聚、气吼痰喘、干呕、痞积及急惊昏厥等证。

临床应用　本法多与掐威灵合用，用于昏迷不醒，以加强开窍醒神之作用。体虚者宜慎用，如必须应用时多与补脾、推三关、捏脊等同用，以免克削太甚，元气受损。

（30）左端正

部位　在中指甲根桡侧，旁开1分处。

操作　以拇指甲掐之或揉之，分别称掐左端正或揉左端正。掐3~5下；揉50~100次。

功效　升提中气，止泻，醒神开窍。

主治　水泻、痢疾、惊风。

临床应用　揉左端正能升提，主要用于水泻、痢疾等证。

（31）右端正

部位　在中指甲根尺侧，旁开1分处（赤白肉际处）。

操作　用拇指甲掐之或揉之，分别称掐右端正或揉右端正。掐3~5下；揉50~100次。

功效　降逆止呕、止血。

主治　恶心呕吐、鼻出血等证。

临床应用　揉右端正能降逆止呕，主要用于胃气上逆而引起的恶心呕吐等症。并用于小儿惊风，常与掐老龙、清肝经合用。本穴对鼻衄有良效，用细绳由中指第3节横纹起扎至指端（不可过紧），扎好后患儿静卧。

（32）外八卦

部位　在手背外劳宫周围，与内八卦相对处。

操作　以拇指做顺时针方向掐运，称运外八卦。100~300次。

功效　宽胸理气，通滞散结。

主治　胸闷，腹胀，便秘等证。

临床应用　临床上多与摩腹、推揉膻中等合用，治疗胸闷、腹胀、便结等证。

(33) 一窝风

部位 在手背腕横纹正中凹陷处。

操作 以中指或拇指端按揉之,称揉一窝风(图111)。揉100~300次。

功效 温中行气,止痹痛,利关节。

主治 腹痛、肠鸣、关节痹痛、伤风感冒等。

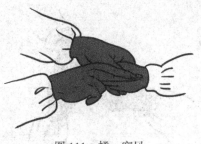

图111 揉一窝风

临床应用 常用于受寒,食积等原因此起的腹痛等证,多与拿肚角、推三关、揉中脘等合用。本法亦能发散风寒,宣通表里,对寒滞经络引起的痹痛或感冒风寒等证也有效。

(34) 膊阳池

部位 在手背一窝风后3寸处。

操作 以左手托住患儿之左手,使掌面向下,再以右手拇指甲掐之,继以揉之,称为掐膊阳池;或以中指端揉之,称揉膊阳池。掐3~5下;揉100~300次。

功效 止头痛、通大便、利小便。

主治 大便秘结、小便短赤、感冒头痛等证。

临床应用 掐、揉膊阳池能止头痛,通大便,利小便,特别对大便秘结,多揉之有显效,但大便滑泻者禁用;用于感冒头痛,或小便赤涩短少多与其他解表、利尿法同用。

(35) 洪池

部位 肘横纹中点。

操作 一手拇指按于穴位上,一手拿其四指摇之,称按摇洪池。摇5~10下。

功效 调和气血,通调经络。

主治 气血不和、关节痹痛等证。

临床应用 用于上肢气血阻滞不通的病证。

(36) 肘肘

部位 肘关节、鹰嘴处。

操作 以左手拇、食、中三指托患儿肘部,以右手拇、食二指叉入虎口,同时用中指按小鱼际中点,然后屈患儿之手,上下摇之,称摇肘肘。摇20~30下。

功效 通经活血,行气化痰。

主治 痹痛、痞块、痰嗽、急惊等证。

临床应用 用于痹证、痞满及食积。

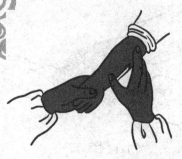

图112 推三关

(37) 三关

部位 前臂桡侧，阳池至曲池成一直线。

操作 以食、中指腹，自腕推向肘，称推三关（图112）。推100~500次。

功效 温阳散寒，发汗解表。

主治 腹痛腹泻、畏寒、四肢乏力、病后体虚、斑疹白、疹出不透及风寒感冒等一切虚、寒病证。

临床应用 临床上治疗气血虚弱，命门火衰，下元虚冷，阳气不足引起的四肢厥冷，面色无华，食欲不振，疳积，吐泻等症。多与补脾经、补肾经、揉丹田、捏脊、摩腹等合用。对感冒风寒，怕冷无汗或疹出不透等证，多与清肺经、推攒竹、掐揉二扇门等合用。此外对疹毒内陷，黄疸，阴疽等证亦有疗效。

(38) 天河水

部位 前臂正中，腕横纹至肘横纹成一直线。

操作 以食、中指腹自腕横纹推向肘横纹，称为清天河水（图113）。先以运内劳宫法运之，然后屈患儿四指向上，以左手握住，再以食、中二指顶端自内关、间使循天河向上一起一落地打至洪池，同时用口吹气随之，称打马过天河；用食、中指腹，自内劳宫推向肘横纹，称为推天河水。操作100~300次。

功效 清热解表，泻火，除烦。

主治 外感发热、内热、潮热、烦躁不安、口渴、弄舌、惊风等证。

临床应用 本穴性微凉，清热而不伤阴，善清卫分、气分之热。主要用于治疗热性病证。如五心烦热，口燥咽干，唇舌生疮，夜啼等证；对于感冒发热，头痛，恶风，汗微出，咽痛等外感风热者，也常与推攒竹、推坎宫、揉太阳等合有和。打马过天河清热之力大于清天河水，多用于实热，高热等证。

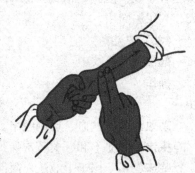

图113 清天河水

(39) 六腑

部位 前臂尺侧缘，腕横纹至肘横纹成一直线。

操作 以左手握其腕部，用另一手拇指腹或食、中指面向自肘横纹推向腕横纹，称为推六腑或退六腑（图114）。推100~300次。

功效 清热、凉血、解毒。

主治 高热、烦渴、惊风、鹅口疮、木舌、重舌、咽痛、痄腮、大便秘结干燥等一切实热病证。

临床应用 本穴性寒凉，善清营、血分之热。对温病邪入营血，脏腑郁热积滞，壮热烦渴，腮腺炎及肿毒等实热证均可应用。本穴与补脾经合用，有止汗的效果。若患儿平素大便溏薄，脾虚腹泻者，本法慎用。

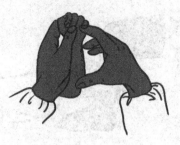

图 114　退六腑

3.4.5　下肢部穴位

(1) 箕门

部位 在大腿内侧，膝盖上缘至腹股沟成一直线。

操作 让患儿仰卧，将腿伸直，医者位于患儿身旁，一手扶儿之膝；另手食、中二指并拢，自膝关节内侧向上推至腹股沟，称为推箕门。推100~300次。

功效 利尿。

主治 癃闭、水泻、小便赤涩不利等证。

临床应用 推箕门性平和，有较好的利尿作用。用于尿潴留多与揉丹田、按揉三阴交等合用，用于小便赤涩不利多与清小肠等合用。

(2) 膝眼

部位 在髌骨之下两旁凹陷中。

操作 让患儿下肢伸直，以右手拇、食二指相对用力拿之，继以揉之，称拿膝眼。拿5~10次。

功效 止惊，通络。

主治 惊风抽搐、下肢痿软。

临床应用 多用于镇静安神及下肢经络闭阻的病证。

(3) 百虫

部位 膝上内侧，股骨内缘，血海上1寸处。

操作 以拇指按之，称按百虫；以拇指端揉之，称为揉百虫；拿之称拿百虫（图115）。按0.5~1分钟；揉30~50次；拿3~5次。

功效 通经络、止抽搐。

主治 下肢痿软、瘫痪、痹痛及四肢抽搐等证。

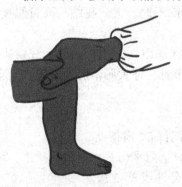

图 115　拿百虫

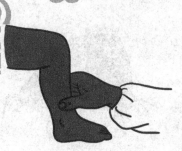

图 116 按揉三阴交

临床应用 多用于下肢瘫痪及痹痛等症，常与拿委中、按揉足三里等合用。若用于惊风、抽搐，手法刺激宜重。

（4）三阴交

部位 内踝上3寸处。

操作 以拇指端或食指端按揉之，称按揉三阴交（图116）。操作100~200次。

功效 健脾胃，利湿热。

主治 癃闭，遗尿，小便频数，短赤不利，下肢痹痛，惊风及消化不良等病证。

临床应用 主要用于泌尿系统疾病，如遗尿、癃闭等，常与揉丹田、推箕门等合用，亦常用于下肢痹痛、瘫痪等。

（5）解溪

部位 在踝关节横纹之中点，两筋之间凹陷处，属足阳明胃经。

操作 以拇指端揉之，称为揉解溪；以拇指甲掐之，称为掐解溪（图117）。揉50~100次；掐3~5下。

功效 解痉、止吐。

主治 踝关节屈伸不利、惊风及吐泻等病证。

临床应用 用于镇静、解痉、调整胃肠及局部疼痛性疾病。

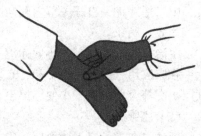

图 117 掐解溪

（6）足三里

部位 外膝眼（犊鼻穴）下3寸，胫骨前嵴外1横指处。

操作 以拇指端按揉之，称为揉足三里。一般揉30~50次。

功效 健脾胃、助运化、强壮身体。

主治 脘腹胀满、腹痛肠鸣、呕吐腹泻、食欲不振、大便秘结、面黄肌瘦、慢脾风及喘促、痰多等病证。

临床应用 本穴能健脾和胃，调中理气，导滞通络。多用于消化系统疾病，常与推天柱、分腹阴阳配合治疗呕吐，与推上七节骨、补大肠治脾虚腹泻，且常与捏脊、摩腹等配合应用，作为小儿保健。

（7）前承山

部位 外膝眼下8寸（上巨虚下2寸），距胫骨前1横指处。

操作 以拇指甲掐之或拿之，称为掐前承山或拿前承山；以拇指端揉之，称揉前承山。掐3~5下；揉50~100次；拿0.5~1分钟或3~5次。

功效 止惊，舒筋，通络。

主治　急惊，抽搐，角弓反张，腓肠肌痉挛及关节疼痛等病证。

临床应用　掐揉本穴主治抽搐。常与拿委中、按百虫、掐解溪等合用治疗角弓反张、肢抽搐。

（8）后承山

部位　在腓肠肌腹（腿肚）下凹陷中（人字纹处），与前承山相对。

操作　以右手拇指拿之，称拿后承山；以拇指端揉之，称揉承山。拿 5~10 次；揉 50~100 次。

功效　止抽搐，通经络。

主治　惊风抽搐、腿痛转筋、下肢痿软、腰痛、麻痹、腘筋挛急、腹泻便秘等病证。

临床应用　拿后承山能止抽搐、通经络，常与拿委中等配合治疗惊风抽搐、下肢痿软，腿痛转筋等。患儿大便秘结时，可下推承山；腹泻者可上推承山。

（9）委中

部位　在腘窝中央，两筋中间。

操作　以拇、食指端提拿钩拨腘窝中筋腱，称拿委中（图 118）。一般拿 3~5 次。

功效　止惊，通络。

主治　惊风抽搐、下肢痿软及痹痛、腰背部疼痛等证。

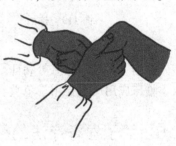

图 118　拿委中

临床应用　主要用于急救解痉、中风后遗和太阳经脉的病证。

（10）昆仑

部位　在外踝后缘与跟腱内侧的中间凹陷处。

操作　以拇指甲掐之，称掐昆仑；以拇、中指相对用力拿之，称拿昆仑。掐 3~5 下，拿 0.5~1 分钟或 3~5 次。

功效　止惊，通络。

主治　惊风，抽搐，项强及踝部疼痛等病证。

临床应用　主要用于急救、解痉及局部疼痛性病证。

（11）涌泉

部位　屈趾，足掌心前正中凹陷中。

操作　用拇指腹向足趾方向直推，称推涌泉；用指端揉，称揉涌泉（图 119）。推、揉各 50~100 次。

功效　退虚热、止吐泻。

主治　发热，五心烦热，呕吐，腹泻等病证。

临床应用　推涌泉能引火归元，退虚热。主要用于五心烦热，烦躁不安等证，常与揉上马、运内劳宫等配合应用。配合退六腑、清大河水亦能退实热。揉涌泉能治吐泻，左揉止吐、右揉止泻。

（12）仆参

部位 在足跟外踝下凹陷中。

操作 用拿法拿之，称为拿仆参（图120）。一般拿3~5次，或醒后即止。

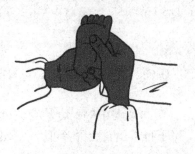

图119 揉涌泉

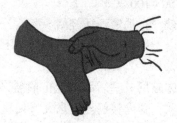

图120 拿仆参

功效 醒神开窍。

主治 昏厥、惊风等病证。

临床应用 主要用于急救。

3.5 关于捏脊疗法的补泻问题

疾病有虚有实，体质有强有弱，治法也就有补有泻。一般来说，体质虚弱或虚寒性质的疾病用补法，体质强壮或有实热性的疾病用泻法，虚实夹杂者，可根据病情的缓急轻重决定补泻的先后。

什么样的捏拿手法是补法或者是泻法呢？这要根据捏拿皮肤的厚薄、指力的轻重、推捻速度的快慢以及捏旋转的方向来决定。一般说来，提放的次数少，捏拿的皮肤薄，力量轻，推捻的速度缓慢柔和，遍数由少而逐渐增加，捏拿按摩的方向顺着经络的走向进行，称为补法，反之则称为泻法。例如按揉肾俞穴，拇指旋转的方向顺时针是补法，逆时针方向旋转则为泻法；捏脊以长强穴开始至大椎穴结束为补法，反之则为泻法；若捏一遍补法接着再捏一遍泻法，补泻法交叉进行则为平补平泻法。又如捏脊时拿起的皮肤较厚，提起的高度较高，力量较重则为泻法。反之则为补法。

另外，关于捏拿的程度和速度的需要有个标准。一般说来，肥胖者和身材高大的患者，捏起的皮肤可厚一些，紧一些；轻瘦小的患者可捏薄一些，松一些。捏起的皮肤高度一般在0.5~1cm左右较为合适。推捻的速度一般一遍用10~15秒，成人可20秒左右，捏一次约1~1.5分钟为宜，这要根据临床实际需要由术者适度掌握。

4 捏脊疗法基本操作规程

4.1 捏脊疗法常用体位

4.1.1 患者的体位

捏脊时，患者的体位必须舒适，把脊背放平，全身放松，这样既能使治疗者便于操作，又能使患者坚持治疗而无痛苦之感。成人捏脊时多采用屈肘俯卧位，偶用坐位。儿童患者根据年龄的大小可以采取多种姿势，常用的有以下几种：

（1）俯卧位

此姿势与成人患者姿势相同。患者俯卧，对肘屈曲，两手交叉放于额下或颌下，下肢伸直。衣服解开纽扣或翻至头部，注意不要盖住面部，以免影响呼吸。此定位适合年龄在六七岁又能主动配合的患儿。

（2）俯怀位

家长坐椅子上或床上，患者两脚踩地，面对家长，头和上肢俯在家长怀内，家长用两膝挟住患儿的下肢，两手固定患儿的上肢，解扣或翻衣暴露背部。此定位适于五六岁的患儿。

（3）俯膝位

患儿站在家长侧面，上身伏在家长的双膝上，家长将患儿的上肢揽在怀内。此定位适用于三四岁的患儿。

（4）横俯膝盖位

家长坐在床上或椅子上，将患儿抱起横俯于自己的膝盖上，一手扶患儿的上肢，一手扶患儿的下肢，此位适合于二三岁的患儿。婴幼儿也可采用此姿势。

由于捏脊治疗时常与其他推拿按摩手法配合使用，因此患者的体位尚有仰卧位、侧卧位、坐位等，可根据具体情况决定，但应以患者舒适，施术部位放松以及适合术者操作为原则。

4.1.2 术者体位

主要以操作的方便为前提，一般取患者的正后方或侧后方，有时可用双膝夹住患儿的下肢或臀部，以防患儿乱动而影响操作。

4.2 捏脊疗法常用的介质

所谓介质，又称为递质，实际上是在捏脊时施用于体表的物质，如粉剂、油剂、水剂、膏剂等。推拿捏脊时应用介质有着悠久的历史，古代应用各种药物制成膏作为治疗时的介质，称为膏摩。应用介质不但可以加强手法的作用，提高疗效，而且还可以起到润滑和保护皮肤的作用，同时介质本身多为药物组成，通过手法的作用，渗透到皮肤中，吸收后对疾病也有一定的治疗作用。因此，要根据病情选用介质。

常用的介质有：

葱姜水：性味辛温，有通阳解表、温中行气作用，适用于风寒所致感冒、头痛及寒凝气滞所致的脘腹疼痛等。

酒精：性味辛甘温，有散寒通络、开窍通滞作用，发烧者可降温。适用于寒证、瘀证及小儿高热降温等。

薄荷水：性味辛凉，有散风退热、解毒通表、清凉祛暑作用。适用于治疗一切热症，尤其是夏天治疗时使用，可解外感风热邪毒。

鸡蛋清：性味甘咸平，有补益脾胃、润泽肌肤、除烦退热、豁痰开窍、消肿止痛之效。适用于牙肿齿痛、腮腺炎、小儿发热咳嗽及疳积等病证。

茶叶水：性味苦甘微寒，有醒神明目、清热止渴、消食利尿等作用。适用于小儿身热发烧。

凉水（井水为佳）：性味甘凉，具有清热消暑作用，治小儿发烧不退。

麻油：性味甘淡微温，有祛风清热、和血补虚、润燥健脾之效。多用于小儿疳积、脾胃虚弱、肌肤无华等证。

滑石粉：性味甘寒，具有清热除湿、防损止痒、润滑肌肤作用。多用于夏季推拿及皮肤娇嫩的患儿。

红花油：性味辛温，具有活血祛风、通络止痛之效。多用于风寒湿痹证。

5 捏脊疗法的适应证和禁忌证

5.1 捏脊疗法的适应证

儿科适应证：婴幼儿腹泻，痢疾，呕吐，腹痛，厌食，疳积，便秘，脱肛，佝偻病，遗尿，咳喘，夜啼不宁，多汗症及小儿保健等。

成人适应证：胃脘痛，胃下垂，呕吐，失眠，妇女月经不调，痛经，闭经，排尿功能异常，不孕，宫血虚寒等疾病。

5.2 捏脊疗法的禁忌证

捏脊是一种外治法，一般认为下列情况下不宜使用本法：

1）背部皮肤有烧伤、烫伤、开放性创伤，以及血液病患者，手法可以引起局部出血或感染加重。

2）有皮肤病及皮肤感染者，如湿疹、牛皮癣、脓肿、丹毒、蜂窝织炎等可使皮肤感染扩散。

3）有椎体肿瘤、结核、骨折、严重的骨质疏松症者，手法可使癌肿转移，骨质破坏。

4）急腹症需手术者及孕期妇女不宜捏脊治疗，否则可加重病情，或引起流产。

5）极度疲劳、饥饿或饱餐后半小时内，严重心脏病，急性传染病，禁用或慎用捏脊疗法。

6）精神不正常，不能与医生配合治疗者，不宜作捏脊治疗。

6 捏脊疗法的优点及注意事项

6.1 捏脊疗法的优点

捏脊疗法属于推拿按摩疗法，具有简、便、效、廉的特点，尤其是小儿捏脊比药物、针灸治疗更具有优越性。小儿生病以后由于病痛而哭闹不安，或由于怕药苦、怕针痛而不予配合。而捏脊则无明显不适感，患儿乐于接受。其特点如下：

1）不需要特殊的医疗设备，仅凭医者的双手，运用一定的手法技巧即可进行操作和治疗。

2）安全方便，易于接受，只要手法得当，操作仔细，一般无不良反应和副作用。

3）适用范围广，男女老幼、内外妇儿都可适用，尤以儿科为宜。

4）容易推广，捏脊主要在背部实施，手法简单，稍学即会，很易掌握。

5）效果显著，实践证明，捏脊不但对小儿积滞、疳症、腹泻、呕吐、咳喘、遗尿等疾病有显著疗效，对治疗病人腹痛、月经不调、痛经等疾病也有独特的疗效，是药物所不可替代的。

6）既可以用于治疗疾病，也可以用于保健，预防疾病，增强体质，不干扰人体的生理功能。

7）价格低廉，一般家庭都能承受。

6.2 注意事项

1）室内配置和环境，室内要配备必要的治疗床、椅、治疗巾、枕垫等器具。另备有治疗常用的"介质"，如药水、药膏、滑石粉等。环境要安静，以免分散术者和患者注意力。房间温度可过高，以防术者和患者出汗影响手法的实施。温度太低了，又容易使患者受凉感冒。

2）术者治疗前要注意自身卫生，洗手并修剪好指甲。不要戴戒指一类的装饰物，以免擦伤患者皮肤，尤其是儿童患者，皮肤娇嫩，更易受损。

3）术者要注意审察病情，明确诊断，确定治疗方案，治疗时要集中注意力，注意手法及手法的适度。若是小儿患者，要态度和蔼、温柔，使其不产生畏惧感，防止哭闹。手法要由轻渐重，逐步适应，否则不易接受，使治疗不能完成。

4）捏脊的时间宜在早晨空腹时，餐后2小时或入睡前进行，捏完后半小时再进食，以免影响疗效，小儿患者餐后捏脊易引起呕吐。

5）治疗时要注意患者和术者的体位，既利于患者的舒适和放松，也要有利于手法的操作，使治疗能顺利完成又不产生过度疲劳。儿童患者要注意不要靠近床栏、桌椅等有棱角处，以免发生撞伤。

6）要注意医德医风，女性患者接受治疗时，在不影响操作的前提下，尽量不要裸露太多，以免患者感情上难以接受，影响治疗。

7）患者治疗期间要注意饮食禁忌，要吃易于消化的食物，禁食过酸、过甜、油腻之物，以及芸豆、螃蟹等易致腹胀呕吐之食物。如果是哺乳期的小儿，乳母亦不应食用上述食物。

8）要按规定的疗时和疗程进行治疗，及时记录病程，观察疗效，加以总结。一般3~5天为一疗程，每天可以捏一次或数次不等，根据病情需要来定。如果治疗3~5疗程后病情无明显改观，要及时改变治疗方案，以免贻误病情。

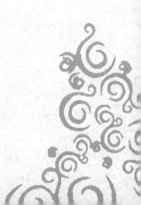

7 异常情况的处理

（1）晕厥

在捏脊过程中偶尔可出现晕厥现象，主要原因是患者精神紧张，体质虚弱，或过度疲劳，饥饱过度，或者是患者皮肤过于敏感造成的。在治疗过程中若出现头晕、恶心、面色苍白、四肢冷汗出、心慌、气促，甚至晕厥时，要迅速将患者平卧，掐人中、十宣等穴，口服温糖水，一般可很快恢复。

（2）破皮与出血

小儿皮肤娇嫩，易于抓破，成人皮肤若捏拿过度也可以造成皮损或皮下出血，出现皮肤青紫、瘀点等现象。若皮肤抓破，可局部消毒，外贴创可贴，愈后再继续治疗。

（3）药物过敏

有些患者对治疗中施用的介质药物过敏，治疗后脊背皮肤出现药疹，搔痒较甚，应于手法治疗前询问患者有否药物过敏史，有过敏史者避免用介质。出现药疹者可局部外敷氟轻松软膏，很快可愈。

下篇

小儿捏脊技术的临床应用

1 维生素 D 缺乏性佝偻病

1.1 概述

1.1.1 概念

维生素 D 缺乏性佝偻病是小儿一种常见慢性营养缺乏症,多见于 3 岁以下婴幼儿,占总佝偻病95%以上。本病系因体内维生素 D 缺乏致全身性钙、磷代谢失常,钙盐不能正常沉着于骨骼生长部位,最终致骨骼畸形。近年重度维生素 D 缺乏性佝偻病的发病率已显著减少,但轻、中度佝偻病的发病率仍较高,严重影响小儿正常生长发育,是我国儿科重点防治的四病之一。

本病属中医五迟、五软、鸡胸、龟背、解颅、疳证等范畴。因先天禀赋不足,后天失调,气血生化乏源,五脏六腑皆失所养,终致骨弱不坚,发育障碍。

1.1.2 病因病机

(1) 中医病因病机

中医学认为,小儿脾肺皆不足,肾亦常虚。肾为先天之本,藏精,主骨生髓,其华在发;脾为后天之本,气血生化之源。若先天不足,后天失调,气血生化乏源,全身失于濡养,亦不能填补肾精,则髓不充骨,骨气不充则骨弱不坚,致骨骼生长迟缓,发育障碍,出现颅骨软化,前囟宽大,闭合延迟。精髓亏损,督脉虚而脊柱软,日久脊柱弯曲,状如龟背。齿为骨之余,髓不充于齿,则齿久不生。肾气虚则发久不生,或虽生不黑而稀。肺气虚则卫外不固,致多汗易感。心气虚,可致心神不宁。脾虚失抑,肝木偏旺,因而烦躁不安,夜惊夜啼。肝藏血主筋,肝失所藏,血不养筋,则站立行走乏力。

本病在发生发展过程中,先天不足,后天失调往往同时存在,相互影响,而元气未充,脾肾不足为发病根源。

(2) 西医病因病理

西医认为,人体维生素 D 的来源有两个途径,一是内源性,二是外源性。人和动物皮肤中的7-脱氢胆固醇经日光中紫外线照射转变为胆固化醇,即内源性维生素 D_3,是人体维生素 D 的主要来源。外源性维生素 D 主要从肝、蛋、乳等动物性及某些植物性食物中获得。二者均无生物活性,需经维生素 D 结合蛋白转运至肝，经 25-羟化酶的作用转变为 25-羟胆固化醇 $[25-(OH) D_3]$，具有微弱的抗佝偻病作用。25-羟胆固化醇从肝脏释放至血液后，在肾近曲小管上皮细胞线粒体内经 1-羟化酶作用，进一步转化为 1,25-二羟胆固化醇 $[1,25-(OH)_2D_3]$，其生物活性约为 25-羟胆固化醇的 100-200 倍。有很强的抗佝偻病作用，并可经血液循环作用于主要靶器官（肠、肾、骨）。肾中 $1,25-(OH)_2D_3$ 的生成受血清钙磷浓度、甲状旁腺素和降钙素的调节。

$1,25-(OH)_2D_3$ 的主要生理功能有：促进小肠黏膜对钙、磷的吸收；促进旧骨溶解，增加细胞外液钙、磷的浓度，有利于骨盐沉着；促进肾小管对钙、磷的重吸收，减少尿磷的排泄。

维生素 D 缺乏的因素主要有：日光照射不足；维生素 D 摄入不足；生长发育过快；疾病影响及其他等。

1.1.3　临床表现

维生素 D 缺乏性佝偻病好发于 3 个月至 2 岁小儿，主要表现为非特异性神经精神症状及生长中的骨骼改变，肌肉松弛。骨骼变化在维生素 D 缺乏几个月后出现，患有骨软化症乳母哺喂的小儿可在生后 2 个月内即出现佝偻病表现。重症佝偻病患儿可见消化功能紊乱、心肺功能障碍，并可影响智能发育及免疫功能等。根据临床症状，血液生化及 X 线改变，将佝偻病分为初期、激期、恢复期、后遗症期。初期和激期统称为活动期。

（1）初期

常自 2~3 个月开始出现非特异性的神经精神症状，表现为易激惹、烦躁、睡眠不安、夜惊夜啼，常伴与室温季节无关的多汗、患儿因汗多而摇头擦枕导致枕秃。此期常无明显骨骼改变，X 线检查正常或仅有钙化线轻度模糊。血生化检查血钙浓度正常或稍低，血磷浓度降低，钙磷乘积稍低（30~40），碱性磷酸酶大多有增高，血清 $25-(OH) D_3$ 可降低。此期可持续数周或数月，若未经适当治疗，可发展为激期。

（2）激期

常见于 3 个月至 2 岁小儿。除初期症状外，主要表现为骨骼改变和运动机能发育迟缓。因小儿身体各部骨骼的生长速度随年龄不同而异，佝偻病骨骼改变往往在生长快的部位最明显，故不同年龄有不同骨骼表现。

1）头部骨骼表现

颅骨软化：以手指轻压颞骨或枕骨中央部位可感觉颅骨内陷，随手放松而弹回，似压乒乓球样的感觉。多见于 3~6 个月婴儿，是佝偻病激期最早出现的骨骼体征。在约 1 岁时，尽管佝偻病仍在进展，颅骨软化常消失。

方颅：由于骨样组织增生致额骨及顶骨双侧呈对称性隆起，形成方颅，重者可呈鞍状、十字状颅形。多见于 8~9 个月以上小儿。

前囟迟闭：常超过 1 岁半，甚至迟至 2~3 岁方闭合。

乳牙萌迟：可迟至 1 岁出牙，3 岁才出齐，有时出牙顺序颠倒，牙齿缺乏釉质，易患龋齿，正在钙化中的恒牙也可受到影响。

2）胸廓骨骼表现：胸廓畸形多见于 1 岁左右小儿。

肋骨串珠：肋骨骨骺处膨大，重者一望可见，系该处骨样组织堆积所致，多见于第 4 肋以下，以第 7~10 肋最明显。若膨大的肋软骨向胸腔内隆起压迫肺组织，则易患肺炎。

肋膈沟：佝偻病患儿肋骨软化，受膈肌牵拉而内陷，同时其下部因腹大而外翻，形成一条沿肋骨走向的横沟。

鸡胸或漏斗胸：肋骨骺部内陷使胸骨凸出，胸腔前后径增大，称为鸡胸，如胸骨剑突部凹陷，成为漏斗胸。两者均可影响呼吸功能。

3）四肢骨骼表现

腕踝畸形：手腕、脚踝处可扪及或看到肥厚的骨骺，形成钝圆形环状隆起，称为佝偻病手镯或脚镯，多见于 6 个月以上小儿。

下肢畸形：有"X"形腿或"O"形腿。"O"形腿时，两足跟靠拢，两膝关节不能并拢，距离<3cm 为轻度，3~6cm 为中度，>6cm 为重度。"X"形腿则在膝关节并拢时两踝关节不能靠拢，畸形程度的确定同"O"形腿。下肢畸形见于小儿开始行走后，由于骨质软化，因躯体的重力和张力所致。重症下肢畸形，常引起步态不稳，左右摇摆呈"鸭步"态。

4）其他骨骼表现：小儿学坐后可致脊柱后凸，偶有侧弯。重症者骨盆前后径变短，形成扁平骨盆，女婴成年后可致难产。

5）其他症状：可有肌肉松弛，肌力减弱，韧带松弛，甚至头项软弱，坐、立、行等运动机能发育落后。肝、脾韧带松弛，常能触及肝脾肿大。腹壁肌肉松弛致腹部膨隆如蛙腹。患儿大脑皮层功能异常，条件反射形成缓慢，可见表情淡漠，精神呆滞，语言功能落后，免疫力低下。

6）血液生化：血钙可稍低，血磷下降明显，钙磷乘积大多低于 30。碱性磷酸酶明显增加，为活动期重要指标。

7）X 线检查：干骺端临时钙化带模糊或消失，呈毛刷样。骨样组织向干骺端四周伸出，呈杯口状改变。骨骼软骨带明显增宽，与干骺端距离加大。骨干骨质明显稀疏，密度减低，易有弯曲或骨折。

（3）恢复期

经治疗后症状改善，体征减轻，精神活泼，肌张力恢复。血清钙磷浓度数天内恢复正常，钙磷乘积又可达 40。碱性磷酸碱一般 4~6 周达正常水平。干骺端临时钙化带重现，逐渐致密并增宽。骨质密度增加，逐步恢复正常。

（4）后遗症期

大多见于 3 岁以后小儿。活动期症状消失，血生化及骨骼 X 线检查正常，仅留有轻重不等的骨骼畸形，轻者可在生长发育过程中渐行矫正。

1.1.4　临床诊断

（1）中医诊断

1）首先要辨轻证或重证。多汗，夜惊，囟门闭合延迟，乳牙萌迟，行走不稳，而无骨骼畸形、运动障碍者为轻症。汗出较多，发黄稀少，筋骨萎弱，形瘦神萎，伴骨骼畸形、运动障碍者则为重症。

2）其次辨脏腑虚损的偏颇。以多汗、夜惊、烦躁为主症，或伴枕秃，不伴骨骼改变者，为脾虚气弱；以骨骼改变为主者，重在脾肾亏损，而以肾亏为主。仅具不同程度骨骼畸形者，乃肾虚骨弱之候。

（2）西医诊断

1）主要根据临床症状、体征、血生化检查及 X 线骨骼改变，结合光照不足及维生素 D 缺乏的病史做出诊断。初期患儿无明显骨骼改变，仅具多汗、烦躁、夜惊、夜啼等非特异性的神经精神症状，须结合年龄、季节、是否早产、喂养史等综合判断，一般可以诊断。

2）血清 25-（OH）D_3（正常 10~80μg/L）和 1, 25-（OH）$_2D_3$（正常 0.03~0.06μg/L）水平明显降低，是早期诊断的可靠指标。

3）依据佝偻病骨骼改变体征的程度分度

轻度：可见颅骨软化、囟门增大、轻度的方颅、串珠、肋膈沟等改变。

中度：可见典型的串珠、手镯、肋膈沟、轻度或中度的鸡胸、漏斗胸、O 形或 X 形腿，也可有囟门晚闭、出牙迟缓等明显的改变。

重度：可见明显的肋膈沟、鸡胸、漏斗胸、脊柱畸形、O 形或 X 形腿、病理性骨折等严重改变。

1.2　小儿捏脊技术在维生素 D 缺乏性佝偻病中的应用

技术一

操作规程　捏脊常规手法 10 遍，由龟尾直捏至大椎穴，手法由缓而疾，由轻而重，以加快神经的传导和对脏腑的调整。重提按揉脾俞、胃俞，并配合小儿推拿之补脾经 300 次，补肾经 300 次，运土入水 50 次，运内八卦 50 次等手法。

操作间隔　每日或隔日治疗 1 次，7 天为 1 疗程。

主治　脾虚弱型佝偻病。

技术二

操作规程　捏脊常规手法 10 遍，由龟尾直捏至大椎穴，手法由缓而疾，由轻而重，以加快神经的传导和对脏腑的调整。重点提捏肾俞、命门、肺俞诸穴，配合小儿推拿之补肺经 200 次，补肾经 300 次，揉百会 50 次等手法。

操作间隔　每日或隔日治疗 1 次，7 天为 1 疗程。

主治　肾气不足型佝偻病。

2 疱疹性口炎及溃疡性口炎

2.1 概述

2.1.1 概念

疱疹性口炎与溃疡性口炎是以口腔黏膜、口唇发生疱疹或溃疡为主要特点的疾病。前者由单纯疱疹病毒引起，传染性强，终年可以发生，1~3岁小儿多见，可在集体托幼机构引起小流行；后者由细菌感染所致，亦多见于婴幼儿。

疱疹性口炎与溃疡性口炎均可归属于中医"口疮"范畴。《素问·气交变大论》"岁金不及，炎火乃行，民病口疮"是对本病的最早记载。

2.1.2 病因病机

(1) 中医病因病机

中医认为，小儿口疮多由风热乘脾，心脾积热，虚火上炎所致。

1) 风热乘脾：风热之邪外感，由肌表侵入，内应于脾胃。脾开窍于口，齿龈属胃，风热挟毒上攻，故口腔黏膜破溃。若挟湿热，则兼见口舌糜烂。

2) 心脾积热：调护失宜，喂养不当，喜食肥甘厚腻，蕴而生热；或喜食煎炒炙烤，内火偏盛，邪热内积心脾，外发为口疮。兼有湿热者，则满口糜腐。

3) 虚火上炎：素体娇弱，气阴两虚，或病后体虚未复，久病久泻，津液大伤，阴液亏耗，水不制火，虚火上浮，熏灼口舌而生疮。

(2) 西医病因病理

单纯疱疹病毒有两型抗原：①单纯疱疹病毒Ⅰ型（HSV-1）主要感染口、唇、皮肤及中枢神经系统，偶见于外生殖器；②单纯疱疹病毒Ⅱ型（HSV-2）一般与外生殖器和新生儿感染有关，偶见于口腔病变。此病毒广泛存在于人体，密切接触为感染的主要因素。病毒持续存在体内，平时没有症状，当人体疲劳衰弱，机体抵抗力降低时，即可出现口腔炎或口唇、颊内疱疹，有的表现为反复发作性口腔炎。

溃疡性口炎的主要致病菌有链球菌、金黄色葡萄球菌、肺炎双球菌、绿脓杆菌或大肠杆菌等，常发生于急性感染、长期腹泻等机体抵抗力降低时，口腔不洁更利于细菌繁殖而致病。

2.1.3 临床表现

(1) 疱疹性口炎

可以发热起病，体温达38~40℃，1~2天后，在口腔黏膜出现一簇或几簇小水疱和少数散在的单个水疱，直径约2~3cm，迅速破溃后形成浅溃疡，下面覆盖黄白色膜样渗出物，绕以红晕多个小溃疡可融合成不规则的较大溃疡。可发生在口腔黏膜的任何部位，多见于齿龈、舌、唇内、颊黏膜等处，有时累及上颌及咽部。在口角和唇周皮肤亦常发生疱疹。齿龈红肿（齿龈炎），触之易出血，可先于疱疹出现。局部疼痛，流涎，拒食，烦躁，颌下淋巴结肿大。疼痛和发热常于数日后逐渐减轻消退。病程约1~2周。局部淋巴结肿大可持续2~3周。

(2) 溃疡性口炎

口腔各部位均可发生溃疡，常见于舌、唇内及颊黏膜等处，可蔓延到唇及咽喉部。初起时口腔黏膜充血水肿，随后发生大小不等的糜烂或溃疡，散在或聚集，可融合成片，上有较厚的纤维素性炎症渗出物形成的假膜，常呈灰白色，边界清楚，易于拭去，遗留溢血的创面，但不久又被假膜覆盖。涂片染色可见大量细菌。局部疼痛，流涎，拒食，烦躁，常有发热，可达39~40℃。局部淋巴结肿大，白细胞总数和中性粒细胞增多。饮食甚少者可出现脱水和酸中毒。

2.1.4 临床诊断

(1) 中医诊断

1）风热乘脾：风热之邪外感，由肌表侵入，内应于脾胃。脾开窍于口，齿龈属胃，风热挟毒上攻，故口腔黏膜破溃。若挟湿热，则兼见口舌糜烂。

2）心脾积热：调护失宜，喂养不当，恣食肥甘厚腻，蕴而生热；或喜食煎炒炙烤，内火偏盛，邪热内积心脾，外发为口疮。兼有湿热者，则满口糜腐。

3）虚火上炎：素体娇弱，气阴两虚，或病后体虚未复，久病久泻，津液大伤，阴液亏耗，水不制火，虚火上浮，熏灼口舌而生疮。

(2) 西医诊断

疱疹性口炎：

1）体温达38~40℃，1~2天后，在口腔黏膜出现直径约2~3cm水疱，破溃后形成浅溃疡，下面覆盖黄白色膜样渗出物，绕以红晕多个小溃疡可融合成不规则的较大溃疡。

2）可发生在口腔黏膜的任何部位，多见于齿龈、舌、唇内、颊黏膜等处，有时累及上颌及咽部。在口角和唇周皮肤亦常发生疱疹。齿龈红肿（齿龈炎），触之易出血，可先于疱疹出现。

3）局部疼痛，流涎，拒食，烦躁，颌下淋巴结肿大。疼痛和发热常于数日后逐渐减轻消退。病程约 1~2 周。

4）局部淋巴结肿大可持续 2~3 周。

溃疡性口炎：

1）口腔各部位均可发生溃疡，常见于舌、唇内及颊黏膜等处，可蔓延到颊及咽喉部。

2）初起时口腔黏膜充血水肿，随后发生大小不等的糜烂或溃疡，散在或聚集，可融合成片，上有较厚的纤维素性炎症渗出物形成的假膜，常呈灰白色，边界清楚，易于拭去，遗留溢血的创面，但不久又被假膜覆盖。

3）涂片染色可见大量细菌。

4）局部疼痛，流涎，拒食，烦躁，常有发热，可达 39~40℃。

5）局部淋巴结肿大，白细胞总数和中性粒细胞增多。

6）饮食甚少者可出现脱水和酸中毒。

2.2 小儿捏脊技术在疱疹性口炎及溃疡性口炎中的应用

技术一

操作规程 补肾经 300 次，清天河水 100 次，揉总筋、小天心、上马各 50 次，推四横纹、小横纹各 50 次，清板门 300 次，捏脊 6 次，手法由缓而疾，由轻而重。

操作间隔 每日或隔日治疗 1 次，7 天为 1 疗程。

主治 小儿口疮。

技术二

操作规程 补肾经 300 次，清天河水 100 次，揉总筋、小天心、一窝风各 50 次，推四横纹、小横纹各 50 次，清板门 300 次，捏脊 6 次，手法由缓而疾，由轻而重。

操作间隔 每日或隔日治疗 1 次，7 天为 1 疗程

主治 口疮伴发热证。

技术三

操作规程 清天河水 100 次，揉总筋、小天心、一窝风各 50 次，推四横纹 50 次，清板门 300 次，捏脊 6 次，手法由缓而疾，由轻而重。

操作间隔 每日或隔日治疗 1 次，7 天为 1 疗程

主治 口疮伴腹泻证。

3 胃炎

3.1 概述

3.1.1 概念

胃炎是由多种病因引起的胃黏膜炎症。分为急性和慢性两类，前者多为继发性；后者多为原发性，更为多见。

本病属中医"胃瘅"、"胃络痛"、"胃痞"等范畴。《素问·举痛论》曰："寒气客于肠胃之间，膜原之下，血不得散，小络急引，故痛。"是对本病病因病机的较早描述。

3.1.2 病因病机

(1) 中医病因病机

1) 寒邪客胃：外感寒邪，脘腹受凉，寒邪内客于胃，或过服寒凉，寒凉伤中，致使气机凝滞，胃气不和，收引作痛。

2) 饮食伤胃：饮食不节，暴饮暴食，损伤脾胃，内生食滞，致使胃中气机阻滞，胃气失和而疼痛。

3) 肝气犯胃：小儿忧思恼怒，情志不遂，肝失疏泄，气机阻滞，横逆犯胃，胃失和降，而发胃痛。

(2) 西医病因病理

1) 急性胃炎：为严重感染（败血症）、休克、颅内损伤、严重烧伤、呼吸衰竭和其他危重疾病所致的应激状态，摄入阿司匹林等非甾体抗炎药、酒精、污染细菌或细菌毒素的食物，或化疗等引起。病变多为糜烂性胃炎和十二指肠炎，呈局灶性或弥漫性黏膜充血、水肿、黏液增多、糜烂，常有出血，黏膜糜烂通常不超越黏膜肌层。重症常伴有多发性溃疡甚至穿孔。

2) 慢性胃炎：分为浅表性和萎缩性胃炎，后者在小儿少见。近年来发现幽门螺旋杆菌（*Hp*）的胃内感染是主要原因，其次是胆汁反流。胃窦炎最多见，占70%以上；其次为全胃炎及胃体炎。常与溃疡病伴发。

3.1.3　临床表现

（1）急性胃炎

表现为食欲不振、恶心、呕吐。常有不同程度的上消化道出血，吐出咖啡渣样物，呕血或黑粪。但腹痛不明显。轻症很快痊愈，大量出血可发生休克。

（2）慢性胃炎

除少数患者外，多数食不同程度的消化道症状，病程迁延。常见症状为脐周疼痛，幼儿腹痛可仅表现为不安和正常进食行为改变，年长儿症状似成人，常诉上腹痛。与溃疡病在进食后疼痛减轻不同，胃炎患儿进食后疼痛常加剧，在进食后立即出现。由胆汁反流所致者，常有持续性上腹部不适感或疼痛，进食后转重，可伴有恶心和胆汁性呕吐。本病患者常有厌食、消瘦和贫血。可有少量上消化道出血，但大量出血少见。胃窦胃炎的症状有时与消化性溃疡相似，无明显体征，偶有上腹部压痛。

（3）实验室及其他检查

1）血常规：急性期血中性粒细胞计数大多增高。

2）内镜和活组织检查：急性胃炎因病变浅表，X线钡餐检查常阴性，故需进行内镜检查。主要变化为胃黏膜充血、水肿，表面有片状渗出物和黏液，黏膜皱襞上有潜在细小的出血点、糜烂或小脓肿。慢性胃炎表现为胃黏膜充血、水肿，可有糜烂、出血。胃镜观察亦可正常，故均需组织学检查。黏膜固有层有广泛的淋巴细胞和浆细胞浸润，胃腺正常，常与溃疡病伴发。

3）*Hp* 检查：可进行肥细菌培养、组织银染色和尿素酶活性试验，或同时测定血清 *Hp* 特异性 IgG 抗体。

3.1.4　临床诊断

（1）中医诊断

1）饮食积滞：胃脘胀满，疼痛拒按，嗳腐吞酸，甚则呕吐。舌质红，苔厚腻，脉滑紧。

2）寒邪犯胃：胃脘冷痛，遇寒痛甚，喜温喜按，纳少便溏，口淡流涎。舌质淡，苔白，脉沉紧。

3）湿热中阻：胃脘闷痛，胸腹痞满，口黏纳呆，头身重着，口干尿赤。舌质红，苔黄腻，脉滑数。

4）肝气犯胃：胃脘胀痛连胁，胸闷嗳气，大便不畅，得嗳气、矢气则舒，遇烦恼郁怒则痛作或痛甚，苔薄白，脉弦。

（2）西医诊断

1）急性胃炎：食欲不振、恶心、呕吐。常有不同程度的上消化道出血，吐出咖啡渣样物，呕血或黑粪。腹痛不明显。轻症很快痊愈，大量出血可发生休克。

2）慢性胃炎：脐周疼痛，幼儿腹痛可仅表现为不安和正常进食行为改变，年长儿症状似成人。胃炎患儿进食后疼痛常加剧，在进食后立即出现。由胆汁反流所致者，常有持续性上腹部不适感或疼痛，进食后转重，可伴有恶心和胆汁性呕吐。本病常有厌食、消瘦和贫血。可有少量上消化道出血，但大量出血少见。

3）实验室及其他检查

血常规：急性期血中性粒细胞计数大多增高。

内镜和活组织检查：急性胃炎因病变浅表，X 线钡餐检查常阴性，故需进行内镜检查。

Hp 检查：可进行肥细菌培养、组织银染色和尿素酶活性试验，或同时测定血清 *Hp* 特异性 IgG 抗体。

3.2 小儿捏脊技术在胃炎中的应用

技术一

操作规程 揉板门 100 次，补脾经 300 次，清胃经 100 次，清大肠 300 次，清小肠 100 次，运内八卦 50 次，推四横纹 50 次，顺时针方向摩腹 3 分钟，摩中脘 100 次，揉脐及天枢各 50 次，常规捏脊手法 10 遍，手法和缓，重点揉按脾俞、胃俞。

操作间隔 每日或隔日治疗 1 次，7 天为 1 疗程。

主治 胃炎饮食停滞证

技术二

操作规程 补脾经 100 次，清大肠 300 次，清天河水 100 次，退六腑 100 次，顺时针方向摩腹 3 分钟，揉脐及天枢 100 次，常规捏脊手法 10 遍，手法和缓，重点揉按脾俞、胃俞。

操作间隔 每日或隔日治疗 1 次，7 天为 1 疗程。

主治 胃炎湿热中阻证。

技术三

操作规程 补脾经 300 次，补胃经 300 次，推三关 100 次，揉外劳宫 100 次，揉脐及天枢各 50 次，逆时针方向摩腹 5 分钟，振腹 1 分钟，常规捏脊 10 遍，按揉脾俞、胃俞各 50 次。

操作间隔 每日或隔日治疗 1 次，7 天为 1 疗程。

主治 胃炎寒邪犯胃证。

技术四

操作规程 补脾经 300 次，补胃经 300 次，推三关 100 次，逆时针方向摩腹 5 分钟，振腹 1 分钟，三指揉脐、气海和关元各 50 次，常规捏脊 10 遍，按揉肝俞、胆俞、脾俞、胃俞、血海、足三里，每穴各 50 次。

操作间隔 每日或隔日治疗 1 次，7 天为 1 疗程。

主治 胃炎日久脾肾亏虚证。

技术五

操作规程 补脾经 300 次，补胃经 300 次，清肝经 100 次，顺时针方向摩腹 5 分钟，搓摩胁肋 3 分钟，三指揉期门、章门各 50 次，常规捏脊 10 遍，按揉肝俞、胆俞、脾俞、胃俞、阳陵泉、足三里，每穴各 50 次。

操作间隔 每日或隔日治疗 1 次，7 天为 1 疗程。

主治 胃炎肝气犯胃证。

4　消化性溃疡

4.1　概述

4.1.1　概念

消化性溃疡主要是指胃、十二指肠黏膜及其深层组织的一种局部缺损。本病是一种多基因遗传病。目前认为，其发病与胃酸分泌过多、胃黏膜屏障功能减弱及幽门螺旋杆菌感染有关，不同年龄临床表现不一，可有反复发作性腹痛、呕吐，不明原因贫血，突然出现头晕、呕血、黑便甚至休克等，年龄越小症状越不典型。

本病可发生于任何年龄小儿，男女比例为（2~3）∶1，入学儿童6岁以后十二指肠溃疡病与胃溃疡病之比为（3~12）∶1。原发性溃疡以十二指肠溃疡病为主，大多为慢性，常见于学龄儿童及青少年；继发性溃疡以胃的急性溃疡为主，新生儿及婴幼儿较易发生。

中医称本病为"胃疡"、"胃脘痛"。《灵枢·邪气脏腑病形》说："胃病者，腹䐜胀，胃脘当心而痛。"是对本病的较早描述。《景岳全书·心腹痛》对本病病因病理及治疗方法进行了详细概括，指出："胃脘痛证，多有因食、因寒、因气不顺者。然因食因寒，亦无不皆关于气。盖食停则气滞，寒留则气凝。所以治痛之要，但察其果属实邪，皆当以理气为主。"若并发消化道出血者，则属血证范畴。

4.1.2　病因病机

（1）中医病因病机

中医学认为本病的发生主要与饮食失节、情志失调、脾胃素虚等因素有关。

1）饮食不节：饥饱失常，损伤脾胃之气，脾失运化，胃气不降，中土壅滞，则胃脘胀痛。

2）情志失调：小儿忧思恼怒，所欲不遂，或学习负担过重，或遭受委屈，情怀不畅，致肝郁气滞，横逆犯胃，胃气壅塞而疼痛。且每因气郁化火，致肝胃之阴亏耗，则疼痛缠绵不愈。由于气血相依，气滞日久可导致血瘀，瘀阻脉络，其痛剧烈，并可见呕血、便血等证。

3）脾胃虚弱：小儿脏腑脆弱，脾常不足，复因劳倦内伤，或久病不愈，延及脾胃，或用药不当，皆可损伤脾胃，致脾胃虚弱。脾阳不足，寒从内生，则成虚寒胃病；若胃阴受伤，或阴虚火旺，致胃腑失养而成阴虚郁火之胃痛。

本病病位在胃肠，与肝、脾密切相关。一般脾胃先虚，在饮食因素、精神因素或脏腑传变因素作用下发病。故脾胃素虚是本病发生的病理基础。临床上常见本虚标实，或虚实夹杂证。

（2）西医病因病理

目前认为消化性溃疡的发生与黏膜损害因素（胃酸、胃蛋白酶）的增强，保护因素（胃黏膜屏障、黏膜血液循环、前列腺素、碳酸氢盐分泌等）的减弱以及幽门螺旋杆菌（*Hp*）感染有关，并普遍认为十二指肠溃疡的发病以损害因素增强为主，胃溃疡的发病则以保护因素减弱为主。

4.1.3 临床表现

（1）症状

小儿消化性溃疡可发生在任何年龄，不同年龄临床表现不一，年龄越小症状越不典型。

1）新生儿期多为应激性溃疡，以突然上消化道出血及穿孔为主要特征。发病急骤，呕血、便血、腹胀、休克，常无前驱症状，易被误诊。

2）婴幼儿期主要症状为反复呕吐，生长发育不良及消化道出血。

3）学龄前期原发性溃疡渐增多，急性溃疡减少，十二指肠溃疡多于胃溃疡。主要症状有脐周不规则疼痛，进食后加重，反复呕吐、出血等。

4）学龄期临床症状渐与成人接近。腹痛为主要表现，大多呈间歇性上腹痛或脐周痛，与进食无关，有时进食后可缓解，但数小时后又再发作疼痛，有时为夜间痛。有些患儿还可出现嗳气、泛酸、便秘、消瘦。亦有患儿过去无慢性上腹痛史，突然出现呕吐、黑便、昏厥甚至休克表现，或因慢性贫血而被发现有溃疡病。

（2）体征

单纯的胃、十二指肠溃疡病时无明显体征，检查时可发现上腹正中或偏右可有深部压痛，或脐上部压痛。后壁溃疡与周围组织广泛粘连穿孔者，可扪到肿块。

（3）实验室及其他检查

1）X线钡餐检查：龛影是溃疡病的确诊依据。局部压痛、胃大弯侧痉挛性切迹、十二指肠球部激惹、充盈不佳、畸形等仅能提示但不能确诊。X线钡餐造影的诊断准确性大约为60%，气钡双重造影可使黏膜显示清晰，但小儿常不能配合完成。

2）纤维胃镜检查：确诊率达95%以上。其优点是不仅能直接发现病变，确诊率，而且可作黏膜活检及直接止血、息肉摘除等治疗，同时还可摄影、录像留作记录。在上消化道出血紧急情况下出血24~48小时内应尽可能进行急症检查，及时明确出血原因。儿童中开展胃镜检查是安全的，但必须严格掌握适应证及禁忌证。

4.1.4 临床诊断

（1）中医诊断

1）辨急缓：凡胃脘痛暴作者，多因外感寒邪，或恣食生冷，或暴饮暴食，以致寒伤中阳，积滞不化，胃失和降，不通则痛。凡胃痛渐发，常由肝郁气滞，木旺乘土，或脾胃虚弱，木壅土郁，而致肝胃不和，气滞血瘀。

2）辨寒热：寒性凝滞收引，故寒邪犯胃之疼痛，多胃病暴作，疼痛剧烈而拒按，并有喜暖恶凉的特点。脾胃阳虚之虚寒胃痛，多隐隐作痛，喜温喜按，遇冷加剧，四肢不温。热结火郁，胃气失和之胃痛，多为灼痛，痛势急迫。

3）辨虚实：胃痛且胀，大便秘结不通者多属实；痛而不胀，大便溏薄者多属虚；喜凉者多实，喜温者多虚；拒按者多实，喜按者多虚；食后痛甚者多实，饥而痛增者多虚；痛剧固定不移者多实，痛缓无定处者多虚。

（2）西医诊断

小儿消化性溃疡临床表现各种各样，因此凡有以下表现的患儿应考虑消化性溃疡，并进行X线钡餐检查或纤维胃镜检查予以证实：

1）反复发作性腹痛，驱虫后仍然腹痛；

2）反复出现进食后呕吐，长期食欲不振，有不良饮食习惯；

3）不明原因贫血，大便隐血阳性；

4）突然出现头晕、呕血、黑便甚至休克，或者表现为急腹症者；

5）有胃肠道症状且有溃疡病家族史；

6）在严重感染、大面积烧伤、颅脑疾病或颅部手术后、应用肾上腺皮质激素或非甾体抗炎药物时出现上消化道出血或穿孔，需想到合并应激性溃疡。

4.2 小儿捏脊技术在消化性溃疡中的应用

技术一

操作规程 补脾经300次，揉外劳宫、推三关、掐揉一窝风各50次，摩腹5分钟，拿肚角5次，捏脊常规手法10遍，由龟尾直捏至大椎穴，手法由缓而疾，由轻而重，以加快神经的传导和对脏腑的调整。

操作间隔　每日或隔日治疗 1 次，7 天为 1 疗程。
主治　消化性溃疡寒证。

技术二

操作规程　补脾经 300 次，运板门、运内八卦、清大肠、揉一窝风各 50 次，揉中脘、揉天枢各 50 次，摩腹 3 分钟，分推腹阴阳 100 次，拿肚角 5 次，揉足三里 50 次，捏脊常规手法 10 遍，由龟尾直捏至大椎穴，手法由缓而疾，由轻而重，以加快神经的传导和对脏腑的调整。
操作间隔　每日或隔日治疗 1 次，7 天为 1 疗程。
主治　消化性溃疡伤食痛。

技术三

操作规程　补脾经、肾经各 300 次，推三关、揉外劳宫各 50 次，揉中脘 50 次，补法揉脐 50 次，按揉足三里 50 次，捏脊常规手法 10 遍，由龟尾直捏至大椎穴，手法和缓而疾，调整脏腑。
操作间隔　每日或隔日治疗 1 次，7 天为 1 疗程。
主治　消化性溃疡虚寒痛。

技术四

操作规程　清大肠 300 次，清天河水 50 次，退六腑 100 次，顺时针方向摩腹 3 分钟，揉脐及天枢 50 次，捏脊常规手法 10 遍，由龟尾直捏至大椎穴，手法由缓而疾，由轻而重，以加快神经的传导和对脏腑的调整。
操作间隔　每日或隔日治疗 1 次，7 天为 1 疗程。
主治　消化性溃疡热证。

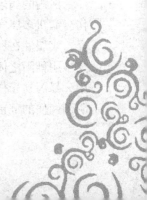

5 小儿腹泻

5.1 概述

5.1.1 概念

小儿腹泻是一组由多病原、多因素引起的，以大便次数比平时增多及大便性状有改变（如稀便、水样便、黏液便或脓血便）为特点的儿童常见病。尤其6个月至2岁婴幼儿中的发病率较高，多发生在夏秋季节，若不及时治疗，可危及生命。小儿腹泻是造成小儿营养不良、生长发育障碍及死亡的主要原因之一。在我国虽然由于儿童营养情况及医疗条件的改善，由腹泻病引起的死亡率明显地下降，但其发病率仍高。小儿腹泻为儿科重点防治的四大病之一。

5.1.2 病因病机

（1）中医病因病机

外感因素有暑湿或风寒侵袭；食伤因素有乳食不节或食物不洁，如乳食过量或不足，或过食生冷瓜果，或添加辅食过早过多等；内伤因素有脾胃虚弱或脾肾阳虚，多由先天禀赋不足，或后天调护失宜，或久病迁延不愈，皆可导致脾胃虚弱或脾肾阳虚。

泄泻的病变脏腑在脾胃。脾主升清，运化精微，胃主降浊，腐熟水谷，不论感受外邪，饮食内伤，还是脏腑虚弱造成的泄泻，皆因损脾伤胃，令运化失职，升降失调，水谷不分，清浊相混，合污下流而成。

泄泻的病理因素为湿浊。外感泄泻不论暑热或风寒，皆夹湿；饮食内伤酿生湿浊；脾胃虚弱，湿自内生。脾性喜燥而恶湿，湿困中焦，运化失司，水谷不化，下泄作泻，故前人提出"凡泄泻皆属湿"。

泄泻的病理属性有虚实之分。按病程分为暴泻、久泻。暴泻常因外感或食伤，病机多属实。久泻常因素体内亏，或病程迁延，病机多属虚，或正虚邪恋。虚、实属性在一定条件下也可以相互转化或兼夹。泄泻的变证变化重阴阳。小儿为稚阴稚阳之体，阳既未盛，阴亦未充。泄泻重症易于出现伤阴伤阳的变证。其中，暴泻易于伤阴，久泻易于伤阳；热泻易于伤阴，寒泻易于伤阳。也可以出现阴阳两伤的危重变证。如久泻不止，脾土受伤，肝木无制，虚风内动，出现脾虚肝旺之慢惊风证。长期腹泻，时发时愈，脾胃气血生化不足，从而面黄消瘦，为营养不良的疳证。

（2）西医病因病理

1）病因

易感因素：婴幼儿消化系统发育不成熟，胃酸低，消化酶活性较低，但营养需要相对较多，胃肠道负担重，免疫功能差，血中 IgM、IgA 和胃肠道分泌型 IgA 均较低；母乳中含有大量体液因子和巨噬细胞及粒细胞等有很强的抗肠道感染作用；兽乳在加热过程中上述成分被破坏，故人工喂养儿易发生肠道感染。

感染因素：肠道内感染可由病毒、细菌、真菌、寄生虫引起。以前两者多见，尤其是病毒。人类轮状病毒是引起秋季腹泻的最常见病原，其他如诺沃克病毒、埃可病毒、柯萨奇病毒、腺病毒、冠状病毒均可致腹泻；细菌感染主要为致病性大肠杆菌和产毒性大肠杆菌，后者是主要致病菌。其他细菌如空肠弯曲菌、耶尔森氏菌、变形杆菌、绿脓杆菌、枸橼酸杆菌等；真菌性如白色念珠菌；寄生虫如梨形鞭毛虫、结肠小袋虫、隐孢子虫等。肠道外感染如肺炎、中耳炎、上呼吸道感染、肾炎、皮肤感染及其他急性传染病等，可引起消化功能紊乱而发生腹泻。

非感染因素：饮食因素，喂养不当可引起腹泻，如食物质或量不适宜。个别婴儿对牛奶等食物过敏或不耐受；气温过热或突变均易诱发腹泻。

2）病理

非感染性腹泻：主要是饮食性腹泻。当喂养不当时，饮食积滞于小肠上部，同时酸度减低有利于肠道下部细菌上移与繁殖，使消化功能更紊乱。在肠内可产生小分子短链有机酸，使肠腔内渗透压增高，并同腐败性毒性产物刺激肠壁，使肠蠕动增强，导致腹泻，并发脱水、电解质紊乱及全身中毒症状。

感染性腹泻可分细菌性肠炎和病毒性肠炎。

细菌性肠炎主要有肠毒素性和侵袭性二种：肠毒素性肠炎主要是由各种产生肠毒素的细菌所致，细菌不侵入肠黏膜，而附在小肠黏膜上皮细胞上，进行繁殖和产生肠毒素。肠毒素使肠黏膜细胞内环磷酸腺苷（cAMP）增加。cAMP 能妨碍电解质吸收，且使肠黏膜细胞分泌电解质和水，结果可使大量水和电解质随粪便排出。侵袭性肠炎由各种侵袭性细菌所致。细菌侵入肠黏膜组织，呈现广泛炎症反应，如充血、水肿、炎症细胞浸润、溃疡和渗出。因此，大便初为水样，继则以血便或黏冻状大便为主。

病毒性肠炎最常见轮状病毒肠炎，由轮状病毒颗粒侵入小肠绒毛上的上皮细胞，小肠绒毛缩短，上皮细胞破坏，虽有新生的上皮细胞，但新生的细胞含双糖酶少，造成木糖吸收不良及葡萄糖促钠转运作用受损，因而使小肠吸收葡萄糖及钠的功能下降，故轮状病毒肠炎引起的障碍不在肠道分泌功能，而在吸收功能。诺沃克病毒肠炎与其他病毒肠炎的病理改变与轮状病毒肠炎相似。

5.1.3 临床表现

1）常与外感风寒、暑湿等外邪或内伤乳食有关。一般有饮食不节或不洁史。

2）以大便次数增多、粪质稀薄，甚或如水样为主要临床表现。寒湿泄以大便清、稀、淡、白、薄为特征；湿热泄以泄下物浊、稠、深、黄、厚为特点；伤食泄以腹痛胀满，泻前哭闹，泻后痛减，大便量多酸臭，口臭纳呆为特征；脾虚泄者每于食后即泻，泄下物色淡不臭，常夹有奶块或食物残渣，兼见面色苍白，食欲不振等气虚表现；脾肾阳虚者泄泻无度，完谷不化，兼见精神萎靡，形寒肢冷等阳虚证候。

3）大便检查可见便稀并夹有奶块或食物残渣。有时大便检查可见到脂肪滴或发现白细胞和红细胞。必要时可做大便培养、电镜检查及电解质测定。

5.1.4 临床诊断

(1) 中医诊断

1）本病表现，轻重悬殊。轻者便次不多，便溏如糊状或如蛋花，身热不甚或不发热，无呕吐，能进食，精神尚好。重者便次较频，日达十多次，或呕吐不已，多伴身热，精神萎靡，或烦躁不安，口渴不止，甚或目眶凹陷，尿量减少，四肢不温，腹胀惊厥等。

2）临床可根据病因及症状表现，区别外感，伤食或正虚。外感泄泻辨风寒暑湿，风偏重者恶风畏寒，鼻塞流涕，泻势急，伴矢气，便稀多沫；寒偏重者畏寒肢冷发热无汗，肠鸣腹痛，大便清稀，臭气不重；暑重者发于暑天，发热烦闹，口干欲饮，便次频繁，泻势急迫，质稀如水，色黄秽臭，或夹黏液；湿偏重者胸闷脘痞，不思饮食，便下稀薄，或如水注，舌苔厚腻。伤食泄泻有伤食史，伴见脘腹胀满疼痛，泻后胀痛减轻，嗳气泛恶，泻下酸臭，夹未消化食物残渣，舌苔垢腻等。正虚泄泻一般病程较长，泄泻时轻时重或经久不愈，食后易泻，大便色淡无热臭，伴见全身虚寒征象。

(2) 西医诊断

1）腹泻的分类

非感染性腹泻多因饮食因素等引起。大便含不消化食物、脂肪球，偶见白细胞。

感染性腹泻除已有固定名称者，如细菌性痢疾、霍乱等名称不变外，其他细菌性、病毒性、寄生虫、真菌及一些病原不明的感染性腹泻一律称为小儿肠炎。

大便镜检有较多白细胞或红细胞，或镜检无异常的水样便。细菌性肠炎做大便培养可培养出致病菌。病毒性肠炎通过电镜检查、补体结合试验、酶联免疫吸附试验及病毒核酸凝胶电泳，有助于病原学诊断。

2）腹泻的分型

轻型腹泻腹泻次数增多，每日少于 10 次，大便为黄色或黄绿色，有酸味，可见未消化的奶瓣（皂块）和泡沫。恶心，呕吐不重，无中毒症状，可伴有轻度脱水。

重型腹泻腹泻频繁，每日 10 余次至数十次，大便呈水样或蛋花样，含水量大，可有少量黏液。呕吐严重者可吐出咖啡样液体，伴中等程度以上脱水、酸中毒和电解质紊乱。

3）腹泻的分期

急性腹泻：病程连续在 2 周之内者。

迁延性腹泻：病程连续在 2 周至 2 个月者。

慢性腹泻：病程连续在 2 个月以上者。

4）脱水及电解质紊乱症状

脱水：脱水程度一般可根据病史和临床表现如前囟紧张度、眼窝是否凹陷、皮肤弹性、循环情况和尿量等估计脱水程度。可分为轻度、中度、重度脱水。按同时丧失的钠和水的比例，脱水又分为等张、高张与低张脱水。

酸中毒：唇周灰暗，呼吸深快（6 个月以下的婴儿，呼吸改变可不明显）等。

低血钾：肌张力减低，心音低钝，腹胀，肠鸣音减少或消失，可有心电图改变。

5）几种类型肠炎的特点

轮状病毒肠炎好发于秋冬季节，多见 6~24 个月的婴幼儿。临床表现水泻，常出现脱水和酸中毒。一般无明显中毒症状。大便镜检偶有少量白细胞。本病为自限性疾病，病程约 3~8 天，少数较长。

产毒性大肠杆菌肠炎以 5~8 月份为好发季节。病情轻重不一，主要表现腹泻和脱水，轻症大便次数稍增，大便稍稀。重症腹泻频繁，呈蛋花样或水样，可发生脱水、电解质紊乱和酸中毒。病程约 3~7 天。

致病性大肠杆菌肠炎症状与产毒性大肠杆菌肠炎相似。

侵袭性大肠杆菌肠炎起病急，高热频泻，腹痛，里急后重，大便带脓血。可出现严重的全身中毒症状甚至休克。临床与细菌性痢疾极相似，需赖大便细菌培养以鉴别。

空肠弯曲菌肠炎好发于夏季，6~24 个月婴幼儿的发病率最高，以家禽、家畜为重要感染源，主要通过粪-口传播。临床症状与细菌性痢疾相似。

真菌性肠炎常为白色念珠菌所致。大便次数增多，稀黄，泡沫较多，带黏液，有时可见豆腐渣样细块（菌落）。大便镜检可见真菌孢子和假菌丝，做大便真菌培养可资鉴别。

5.2 小儿捏脊技术在小儿腹泻中的应用

技术一

操作规程 高氏揉捏法治疗小儿伤食泻技术

1）揉腹：患儿仰卧。医者中指放于神阙、天枢穴，食指放于中脘穴，力度以皮肤凹陷 3 分钟为宜，顺时针方向揉腹 5 分钟。

2）揉足三里：患儿仰卧，双下肢微屈。医者以两拇指指腹放于患儿两侧足三里穴，力度以皮肤凹陷 2 毫米为宜，左手逆时针、右手顺时针方向旋揉 2 分钟，频率 80~100 次/分钟。

3）揉背俞穴：患儿俯卧。医者食指、中指、无名指并拢分别放于脾俞、胃俞、三焦俞，力度以皮肤凹陷 1~2 毫米为宜，点揉 2 分钟，先左侧，后右侧。

4）捏脊：患儿俯卧。医者两拇指桡侧缘顶住患儿背部皮肤，余四指放于拇指前方，十指同时用力提拿皮肤，沿两侧膀胱经，先从大杼穴开始向下至下髎穴重复捏提 6~9 遍，再从下髎穴向上至大杼穴处重复捏提 3~6 遍，结束治疗。

操作间隔 根据年龄、体质强弱不同，调节用力的大小。每日或隔日治疗 1 次，7 天为 1 疗程。

主治 小儿伤食泻。

技术二

操作规程 补脾经 300 次，补大肠 200 次，推三关 50 次，揉外劳宫 100 次，揉脐及天枢 50 次，逆时针方向摩腹 5 分钟，振腹 1 分钟，常规手法捏脊 8 遍，按揉脾俞、胃俞、大肠俞、膀胱俞，每穴各 50 次，揉龟尾 50 次，推上七节骨 100 次。

操作间隔 每日或隔日治疗 1 次，7 天为 1 疗程。

主治 寒湿泻。

技术三

操作规程 补脾经 100 次，清大肠 300 次，清天河水 50 次，退六腑 100 次，顺时针方向摩腹 3 分钟，揉脐及天枢 50 次，揉龟尾 50 次，推下七节骨 100 次，推脊 30 次。

操作间隔　每日或隔日治疗 1 次，7 天为 1 疗程。

主治　湿热泄。

技术四

操作规程　揉板门 100 次，补脾经 300 次，清胃经 100 次，清大肠 300 次，清小肠 100 次，运内八卦 50 次，推四横纹 50 次，顺时针方向摩腹 3 分钟，摩中脘 50 次，揉脐及天枢各 50 次，揉龟尾 200 次，推下七节骨 100 次，推脊 30 次。

操作间隔　每日或隔日治疗 1 次，7 天为 1 疗程。

主治　伤食泄。

技术五

操作规程　补脾经 300 次，补大肠 100 次，板门推向横纹 100 次，逆时针方向摩腹 5 分钟，振腹 1 分钟，三指揉脐、气海和关元 100 次，常规手法捏脊 10 遍，按揉肝俞、胆俞、脾俞、胃俞、血海、足三里，每穴各 50 次，揉龟尾 100 次，推上七节骨 100 次，

操作间隔　每日或隔日治疗 1 次，7 天为 1 疗程。

主治　脾虚泄。

技术六

操作规程　补脾经 300 次，补肾经 500 次，推三关 100 次，揉外劳宫 50 次；按揉百会 50 次，逆时针方向摩腹 5 分钟，揉脐及丹田各 50 次，常规手法捏脊 10 遍，按揉脾俞、肾俞、大肠俞、膀胱俞，每穴各 50 次，揉龟尾 100 次，推上七节骨 100 次，擦命门、八髎，以透热为度。

操作间隔　每日或隔日治疗 1 次，7 天为 1 疗程。

主治　脾肾阳虚泄。

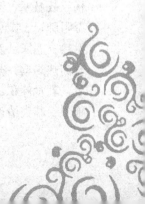

6 急性上呼吸道感染

6.1 概述

6.1.1 概念

急性上呼吸道感染简称上感，俗称"感冒"，小儿时期最为常见，城市儿童一般每年患 3~6 次，农村儿童患 2~5 次。病变部位主要侵及鼻、鼻咽和咽部，若炎症局限在某一部位，常诊断为"急性鼻咽炎"、"急性咽炎"、"急性扁桃体炎"。临床以鼻塞、流涕、喷嚏、恶寒、发热、咳嗽为特征。鼻咽部感染常可累及邻近器官，发中耳炎、鼻窦炎、眼结膜炎、颈淋巴结炎及咽后或侧壁脓肿。

本病属中医"感冒"、"伤风"、"伤寒"等范畴。"感者触也，冒其罩乎"（《幼科释迷·感冒》）指感受外邪，触罩肌表。中医学将感冒分为普通感冒和时行感冒两种，前者病邪轻浅，不造成流行；后者为感受时邪所致，病邪深重，具有传染流行的特点。

6.1.2 病因病机

(1) 中医病因病机

感冒病因，系内感受外邪，袭于肌表。外邪之中，冬春以风寒、风热为主，夏季多暑湿。气候突变，寒温失常，坐卧当风，淋浴受凉，调摄不当，均为本病诱因。

中医认为，卫气主一身之表，肺为五脏之华盖，主皮毛，司腠理之开合，开窍于鼻，咽喉为肺胃之门户。肺卫之气充沛、腠理固密，则外邪难侵。而小儿脏腑娇嫩，肌肤疏薄，卫外不固，加之寒温不能自调，易于感受外邪。邪从口鼻肌表入侵，病位在肺。肌表受邪，腠理开合失司而见畏寒发热；鼻咽受病，气道不畅，故鼻塞、流涕、咽红、咳嗽。暑为阳邪，多挟湿。暑在肌表，症见高热；若湿阻脾胃，则见胸闷、泛恶。时行感冒，邪毒较重，侵入肌表，兼犯经络，症见发热，恶寒，头身皆痛，甚则化热入里，产生变证。小儿筋脉未盛，肝常有余，若高热炽盛，热灼筋脉，则兼有夹惊，症见惊叫惊惕，抽风惊厥；小儿脾常不足，乳食停积，留滞中焦，则兼有夹滞，症见腹胀、吐泻；小儿肺常不足，邪侵肺卫，肺失清肃，气机不利，肺络失宣，津液凝聚，化而为痰，则多有夹痰，症见咳嗽加剧，喉间痰鸣。禀赋不足，体质娇弱者，感冒反复发作，时轻时重，寒热往来，鼻流清涕，自汗盗汗，邪少虚多，称为虚证感冒。

(2) 西医病因病理

上感病原 90% 以上为病毒。主要有合胞病毒、流感病毒、副流感病毒、腺病毒、鼻病毒、柯萨奇病毒、冠状病毒等。其中以鼻病毒最为多见，其次为肠道病毒、冠状病毒及肺炎支原体等。

小儿血中及呼吸道局部免疫球蛋白（IgA）不足，病原入侵后早期可引起呼吸道黏膜下层水肿、血管扩张和单核细胞浸润，导致鼻塞、流涕等症。继发细菌感染后转为中性粒细胞浸润，分泌物转为脓性。上皮细胞受累后脱落，疾病痊愈后又复增生。上感的发生与发展，取决于病原的种类、毒性及其数量，也取决于宿主的防御能力及环境因素。大气污染、居住拥挤、室内烟尘、被动吸烟均可降低呼吸道黏膜的局部防御能力，有利于病原体的生长繁殖。

6.1.3　临床表现

症状轻重不一，与年龄、病原体及抵抗力不同有关，年长儿较轻，婴幼儿较重。

常于受凉后 1~3 天出现鼻塞、喷嚏、流涕、干咳、咽部不适、发热等，热度高低不一。婴幼儿可骤然起病，高热，纳差，咳嗽，可伴有呕吐、腹泻、烦躁，甚至高热惊厥。部分患儿病初出现脐周阵痛，与发热所致反射性肠蠕动增强或肠系膜淋巴结炎有关。体查可见咽部充血，扁桃体肿大，颌下淋巴结肿大、触痛。肺部呼吸音正常或粗糙。肠道病毒所致者，常伴不同形态的皮疹，病程约 3~5 天，如体温持续不退或加重，应考虑炎症波及其他部位。

婴幼儿上呼吸道感染后并发症较为多见。上呼吸道炎症可波及邻近器官，亦可向下蔓延，引起中耳炎、鼻窦炎、咽后壁脓肿、颈淋巴结炎、喉炎、气管炎、支气管炎、肺炎等。年长儿若链球菌性上感可引起急性肾炎、风湿热等疾病。

6.1.4　临床诊断

(1) 中医诊断

1）首辨寒热。咽红、乳蛾肿大、舌红、苔白而干，多为风热证候；若咽不红，流清涕，舌淡红，苔薄白，为风寒证候。暑热偏盛者，发热较高，无汗或少汗，口渴烦躁引饮；暑湿较盛者，胸闷泛恶，体倦神萎，身热不甚，小便混浊，食少，舌苔腻。

2）次辨有无兼夹证。平素脾胃不和，感冒后可夹滞，症见恶心、呕吐、腹泻，乳食不化；心肝素有蕴热者，感冒后易夹惊，症见惊厥、抽搐；病久肺失宣降，可致夹痰，病见咳声重浊，喉中痰鸣。

3）三辨虚实轻重。风寒风热均为实证；素体虚弱，畏寒多汗，反复感冒每月超过2次，则为虚证。轻症感冒，经调治后数日而愈。若发热起伏，经久不退，兼夹证较多，则为重症感冒。

（2）西医诊断

1）根据上呼吸道感染典型症状，诊断并不困难。

2）在辨病时根据年龄、体质、发病季节、证候特征、外邪性质、病程长短及有无全身症状分为一般类型感冒或特殊类型感冒。

3）并判断是否继发细菌感染。警惕上呼吸道感染可能的并发症。

6.2 小儿捏脊技术在急性上呼吸道感染中的应用

技术一

操作规程 推攒竹、推坎宫各30次，揉太阳、耳后高骨、风池各50次，拿合谷10次，掐揉二扇门5次，清肺经300次，推三关300次，捏脊常规手法10遍，由龟尾直捏至大椎穴，手法由缓而疾，由轻而重。

操作间隔 每日治疗1次，5天为1疗程。

主治 风寒感冒。

技术二

操作规程 推攒竹、推坎宫各30次，揉太阳、耳后高骨50次，拿合谷10次，清肺经300次，推天河水300次，捏脊手法10遍，由龟尾直捏至大椎穴，手法由缓而疾，由轻而重，推脊20遍。

操作间隔 每日治疗1次，5天为1疗程。

主治 风热感冒。

技术三

操作规程 推攒竹、推坎宫各30次，揉太阳、耳后高骨50次，清脾经、胃经、大肠经、小肠经各300次，揉中脘、天枢各50次，摩腹5分钟，捏脊手法10遍，由龟尾直捏至大椎穴，手法由缓而疾，由轻而重。

操作间隔 每日治疗1次，5天为1疗程。

主治 暑湿感冒。

7 急性支气管炎

7.1 概述

7.1.1 概念

急性支气管炎为支气管黏膜的炎症，气管常同时受累，实应称为急性气管支气管炎，大多继发于上呼吸道感染后，或为麻疹、百日咳、伤寒及其他急性传染病的一种临床表现。如病变涉及毛细支气管，其病理与症状均与肺炎相仿。

本病属中医"咳嗽"、"暴咳"范畴，是常见、多发的肺系病证。有声无痰为咳，有痰无声为嗽，有痰有声为咳嗽。《内经》有"咳论"论其病机及症状。有关小儿咳嗽的记载，首先见于《诸病源候论·嗽候》："嗽者，由风寒伤于肺也。肺主气，候皮毛，而俞在于背。小儿解脱，风寒伤皮毛，故因从肺俞入伤肺，肺感微寒，邪嗽也。"

7.1.2 病因病机

(1) 中医病因病机

小儿咳嗽原因主要为感受外邪，而病位主要在肺脾。

外邪之中，主要为风邪。风邪致病，首犯肺卫。肺为邪侵，气极不宣，肃降失司，肺气上逆，则致咳嗽。风为百病之长，多挟邪而病。挟寒则鼻塞声重，流清涕，咳声重浊；挟热则鼻孔干燥，或流浊涕；挟燥则干咳少痰，咽干唇焦。小儿脾常不足，若乳食、生冷伤及脾阳，则脾失健运，痰浊内生上贮于肺，壅阻气道，肺气不宣，引发咳嗽，故"脾为生痰之源，肺为贮痰之器"。小儿肝常有余，木火上炎，或心经蕴热，日久化火炼液为痰，痰阻肺气，肺失肃降，也可致咳嗽。久咳之后，耗伤气阴，导致肺阴耗伤，肺脾气虚。总之，小儿外感咳嗽病起于肺，内伤咳嗽则他脏先病、再累及肺。

(2) 西医病因病理

凡可引起上呼吸道感染的病原都可成为支气管炎的病原体。以流感病毒、腺病毒、3型副流感及呼吸道合胞病毒等占多数。肺炎支原体亦不少见。继发细菌感染时，较常见的病原是肺炎球菌、溶血性链球菌A组、葡萄球菌及流感杆菌，有时为百日咳杆菌、沙门菌属。特异性素质、免疫功能失调、营养不良、佝偻病、副鼻窦炎等患儿常易反复发作支气管炎。

7.1.3 临床表现

1）起病可急可缓，大多先有上感症状，主要症状为咳嗽。初起为干咳，2~3天后逐渐有痰。婴幼儿常有发热，可伴呕吐、腹泻等消化道症状，年长儿可有头痛、胸痛、全身不适、疲乏无力等症状，热型不定，常为低热，重者可高达38~39℃，2~4日退。

2）体征随病程不同而异，可见咽部充血，呼吸增快，肺部叩诊正常，听诊呼吸音粗糙，或有不固定的散在的干湿啰音，啰音多变，常在咳嗽后或体位改变时减少甚至消失。一般无气促、发绀。

3）实验室及其他检查

血象：由病毒所致者，周围血白细胞总数正常或低；由细菌所致者或合并细菌感染时，白细胞总数及中性粒细胞均见增高。

X线检查：胸片显示正常，或有肺纹理增强，肺门阴影增深。

7.1.4 临床诊断

(1) 中医诊断

1）应注意辨病程长短，咳嗽轻重，痰液性质及有无兼证。

2）外感咳嗽起病较急，咳声高扬，病程较短，常兼有表证，多属实证，又需分风寒风热。风寒咳嗽痰涎稀薄，色白量少，容易咳出，风热咳嗽痰涎稠厚，色黄量少，咯出不爽或有腥臭味。

3）内伤咳嗽发病多缓，病程较长，咳声低沉，多兼有不同程度的里证，加面白、气弱、神怯等，多属虚证，亦可虚实夹杂。

(2) 西医诊断

1）有上呼吸道感染病史及咳嗽性质外，主要根据啰音性质及存在部位诊断。

2）急性支气管炎大多是中等湿啰音，主要散在下胸部。

3）咳出分泌物后，啰音可暂时减少或消失。

4）呼吸音因支气管内积痰太多而减低者，咳出痰液后可恢复正常。

5）若咳痰后啰音无明显减少则应考虑肺炎。

7.2 小儿捏脊技术在急性支气管炎中的应用

技术一

操作规程 推攒竹 30 次、推坎宫 30 次，揉太阳 50 次，运内八卦 50 次，清肺经 300 次，推膻中 50 次，揉肺俞 50 次，分推肩胛骨 30 次，常规捏脊手法，从长强穴捏至大椎穴 10 遍，手法先轻柔和缓，逐步加大力量。

操作间隔 每日治疗 1 次，5 天为 1 疗程。

主治 外感咳嗽。

技术二

操作规程 补脾经 300 次、补肺经 300 次，运内八卦 50 次，开璇玑 30 次，揉肺俞、揉足三里各 50 次，常规捏脊手法，从长强穴捏至大椎穴，捏拿 10 遍，手法轻柔和缓。

操作间隔 每日或隔日治疗 1 次，7 天为 1 疗程。

主治 内伤咳嗽。

技术三

操作规程 开天门 50 次，推坎宫 50 次，揉太阳 50 次，拿风池 5 次，掐揉二扇门 30 次，推三关 100 次，揉外劳宫 50 次，揉天突 50 次，擦（抹）膻中，以透热为度，常规捏脊手法，从长强穴捏至大椎穴，捏拿 10 遍，手法轻柔和缓，逐渐加重。

操作间隔 每日治疗 1 次，5 天为 1 疗程。

主治 风寒咳嗽。

技术四

操作规程 开天门 50 次，推坎宫 30 次，运太阳 50 次，运耳后高骨 50 次，清天河水 100 次，退六腑 100 次，揉丰隆 50 次，常规捏脊手法，从长强穴捏至大椎穴，捏拿 10 遍，手法轻柔和缓。

操作间隔 每日治疗 1 次，5 天为 1 疗程。

主治 风热咳嗽。

技术五

操作规程 清胃经 100 次，清大肠经 100 次，揉小天心 50 次，清天河水 100 次，退六腑 300 次，揉天突 50 次，开璇玑各 50 次，分推肩胛骨 50 次，常规捏脊手法，从长强穴捏至大椎穴，捏拿 6 遍，手法轻柔逐渐加重，和缓有力。

操作间隔 每日或隔日治疗 1 次，5 天为 1 疗程。

主治 痰热咳嗽。

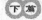

技术六

操作规程 补脾经 300 次,清胃经 100 次,揉板门 100 次,按天突 50 次,擦膻中 100 次,摩中脘 2 分钟,按揉足三里、丰隆各 50 次,常规捏脊手法,从长强穴捏至大椎穴,捏拿 10 遍,手法轻柔和缓。

操作间隔 每日或隔日治疗 1 次,7 天为 1 疗程。

主治 痰湿咳嗽。

技术七

操作规程 补肺经 100 次,补脾经 300 次,补肾经 100 次,揉二人上马 50 次,运内劳宫 50 次,推涌泉 100 次,常规捏脊手法,从长强穴捏至大椎穴,捏拿 10 遍,重点按揉肺俞、脾俞、肾俞,手法轻柔和缓。

操作间隔 每日或隔日治疗 1 次,7 天为 1 疗程。

主治 阴虚燥咳。

技术八

操作规程 补肺经 100 次,补脾经 300 次,推三关 100 次,揉外劳宫 50 次,运内八卦 50 次,按揉肺俞、脾俞、足三里各 50 次,常规捏脊手法,从长强穴捏至大椎穴,捏拿 10 遍,手法轻柔和缓。

操作间隔 每日或隔日治疗 1 次,7 天为 1 疗程。

主治 脾肺气虚咳嗽。

8 支气管哮喘

8.1 概述

8.1.1 概念

支气管哮喘简称哮喘，是由嗜酸性粒细胞、肥大细胞和 T 淋巴细胞等多种炎性细胞参与的气道慢性炎症。易感者对变应原或其他因素呈气道高反应性，普通的环境抗原激发导致气道缩窄，临床表现为发作性咳嗽、胸闷和带有哮鸣音的呼气性呼吸困难，常在夜间和（或）清晨发作、加剧，可自行或经治疗后缓解。

中医亦称本病为哮喘。张仲景《金匮要略》有"咳而上气，喉中水鸡声，射干麻黄汤主之"的症状和方药记载，宋代《普济本事方》称哮嗽。哮喘病名首见于元代朱丹溪《幼科全书》。清《幼幼集成》认为"哮即吼也"；"吼者，喉中如拽锯，若水鸡声者是也；喘者，气促而连续，不能以息者是也。故吼以声响言，喘以气息名"。明清以来的医家按病因将本病分为风哮、寒哮、热哮、醋哮、海味哮等。

8.1.2 病因病机

(1) 中医病因病机

患儿胎禀不足，表现为痰饮内伏的特殊体质。小儿肾气不充，脾常不足，而肺为娇脏，难调易伤，三脏均与水液代谢密切相关。痰饮内伏的特殊体质与小儿时期肺脾肾三脏不足的生理特点相互影响，是小儿时期易发哮喘的主要原因。

外感六淫之邪、饮食、劳倦、情志因素均为哮喘发作诱因。六淫之邪自口鼻入或经皮毛而受，必内犯于肺，使肺失宣降，津液不布，痰湿内生。饮食劳倦致脾气受损，脾失健运，湿聚为痰。故哮喘的发病机理可以概括为外邪袭肺，触动伏痰，痰邪交结，郁于肺经，气道受阻，肺失宣降，肺气上逆，发为哮喘。

本病病位在肺脾肾三脏。发作期，痰气壅塞于上，常表现为肺气实，缓解期虚象显现，多表现为三脏之气亏虚。病程长者，伏痰难尽，蕴伏于内，成为诱发本病的内在隐患。明·万全在《幼科发挥》中指出本病的特点，为"发则连绵不已，发过如常，有时复发，此为宿疾，不可除也"，发作时痰随气动，气因痰阻，互相搏击，阻塞气道，气痰搏击喉间、产生哮鸣。

（2）西医病因病理

西医认为，哮喘是一种多基因遗传病。哮喘病因包括遗传因素和环境激发因素。过敏体质与哮喘关系密切。多数患者以往有婴儿湿疹、过敏性鼻炎、食物或药物过敏史，不少患儿有家族史。过敏体质与环境激发因素相互作用导致哮喘形成。其基本特征是气道高反应性，基础病变是气道慢性炎症。

8.1.3　临床表现

（1）症状

婴幼儿发病前有 1~2 天呼吸道病毒感染，起病较缓慢，年长儿接触过敏源（室尘、螨、花粉）或暴露于刺激物（冷空气、烟气、未干的油漆）后发作，呈急性过程。发作时间多在夜或清晨，发作时喘息、哮鸣、呼吸急促，伴有呼气性呼吸困难，烦躁不安，不能平卧，伴刺激性咳嗽，咯白色泡沫痰，因感染而诱发者可伴有发热。

（2）体征

可见鼻翼翕动、三凹征、面色苍白、胸廓饱满，呈叹气状，叩诊呈鼓音，听诊满肺有哮鸣音，心动过速，可扪及奇脉。长期反复发作者可出现桶状胸，常伴营养障碍和生长发育落后。肺过度膨胀时可触及肝脾。

（3）哮喘持续状态

若哮喘急性严重发作，经合理应用拟交感神经药物和氨茶碱类药物仍不能在 24 小时内缓解，称作哮喘持续状态。

（4）实验室及其他检查

1）外周血嗜酸性粒细胞计数：可有嗜酸性粒细胞计数增高。

2）血清 IgE 测定：可有血清中 IgE 或特异性 IgE 增高。

3）X 线检查：急性发作时可见两肺过度充气，透明度增高。合并肺部感染时，可见肺纹理增多增粗，亦可见炎性浸润阴影。重症患儿可摄 X 线后前位及侧位胸片，急性恶化时右中叶肺不张很常见，且可持续数月。

4）血气分析：动脉血气与 pH 对评价哮喘很重要。哮喘缓解期 PaO_2、$PaCO_2$ 及 pH 可能正常；哮喘发作期低 PaO_2 常见；发作早期 $PaCO_2$ 升高预告梗阻较为严重。病情严重时还出现 pH 下降。PaO_2 减低，缺氧严重，可合并代谢性酸中毒。

5）皮肤试验：将可疑的抗原作皮肤试验，有助于识别主要环境变应原，常见吸入性变应原有尘、螨、真菌、花粉、皮毛、枕垫填料等。皮肤挑刺的结果较为可靠。

8.1.4　临床诊断

（1）中医诊断

1）中医将本病分为发作期和缓解期。

2）发作期以邪实为主，又分为寒性哮喘、热性哮喘、寒热夹杂哮喘、虚实夹杂哮喘四型；缓解期以正虚为主，表现为肺、脾、肾三脏不足。

3）若咳痰稀白或呈泡沫状，形寒，肢冷，舌淡，苔薄或白腻，属寒性哮喘；如咳出黄稠黏痰，身热面赤，口渴引饮，舌红，苔黄，属热性哮喘。

4）哮喘虚实辨证可根据病程长短及全身症状轻重加以辨别。

（2）西医诊断

应注重询问年龄、家族史、个人过敏史、喘咳发作的方式和特点，以及有无异物吸入史。

以下全国儿科哮喘防治协作组 1998 年修订的诊断标准。

1）婴幼儿哮喘诊断标准

A. 年龄<3 岁，喘息发作≥3 次；B. 发作时双肺闻及呼气相哮鸣音，呼气相延长；C. 具有特应性体质，如过敏性湿疹、过敏性鼻炎等；D. 父母有哮喘病等过敏史；E. 除外其他引起喘息的疾病。凡具有第 A、B、E 条即可诊断为哮喘。如喘息发作 2 次，并具有第 B、E 条，诊断为可疑哮喘或喘息性支气管炎。

2）儿童哮喘诊断标准

A. 年龄≥3 岁，喘息呈反复发作者（或可追溯与某种变应原或刺激因素有关）；B. 发作时双肺闻及以呼气相为主的哮鸣音，呼气相延长；C. 支气管扩张剂有明显疗效；D. 除外其他引起喘息、胸闷和咳嗽的疾病。疑似病例可选用 1%肾上腺素皮下注射，最大量每次不超过 0.3ml，或以沙丁胺醇气雾剂或溶液雾化吸入，观察 15 分钟，若喘息明显缓解及肺部哮鸣音明显减少，或 1 秒钟用力呼气容积上升率≥15%，可作诊断。

3）咳嗽变异性哮喘：又称过敏性咳嗽，儿童年龄不分大小。

A. 咳嗽持续或反复发作>1 月，常在夜间和（或）清晨发作，运动后加重，痰少，临床无感染征象，或经较长期抗生素治疗无效；B. 气管舒张剂治疗可使咳嗽发作缓解（基本诊断条件）；C. 有个人过敏史或家族过敏史，变应原试验阳性可辅助诊断；D. 气道呈高反应性特征，支气管激发试验阳性可辅助诊断；E. 除外其他原因引起的慢性咳嗽。

8.2 小儿捏脊技术在支气管哮喘中的应用

技术一

操作规程 补肺经 300 次，推揉膻中、揉天突各 50 次，搓摩胁肋 30 次，揉肺俞、脾俞、肾俞各 50 次，运内八卦 30 次，捏脊常规手法 10 遍，由龟尾直捏至大椎穴，手法由缓而疾，由轻而重，以加快神经的传导和对脏腑的调整。

操作间隔 每日或隔日治疗 1 次，10 天为 1 疗程。

主治 支气管哮喘寒症。

技术二

操作规程 清肺经 300 次，推揉膻中、揉天突各 50 次，搓摩胁肋 30 次，揉肺俞 50 次，运内八卦、揉内劳宫 50 次，推脊手法 10 遍，手法由缓而疾，由轻而重，以加快神经的传导和对脏腑的调整。

操作间隔 每日或隔日治疗 1 次，10 天为 1 疗程。

主治 支气管哮喘热症。

9 脑性瘫痪

9.1 概述

9.1.1 概念

脑性瘫痪简称脑瘫，指出生前到出生后一个月以内因各种原因所致的非进行性脑损伤，以婴儿期内出现中枢性运动障碍及姿势异常为临床特征，可伴有智力低下、惊厥、听或视觉障碍及学习困难，是小儿时期常见的一种伤残情况，其发病率在我国为0.18%~0.4%。

本病属中医"五迟"、"五软"范畴，表现为肌张力低下者，可归属"痿证"，智力严重低下者，可归属"痴呆"。

9.1.2 病因病机

(1) 中医病因病机

主要原因为先天因素，"脑为髓之海"，脑髓充实，方能职司神明。脾胃为气血生化之源，肝肾乃阴精储藏之所。胎儿在母体内因各种原因致气血失于充养，可使髓海不足或母病及子，先天不足，肾精无以生髓充脑。此外，血瘀、痰凝、脑络阻滞，均可致髓海不满，失其所用。故脑性瘫痪主要病位在肝、脾、肾三脏。肝主筋，肝血不足，筋失所养，则筋强不柔，肢体强硬，张而不弛；脾主肉，脾气不足，肉失所养，则肌肉萎弱，肢体软瘫；肾主骨，肾精不足，则骨枯肢削，强直变形。故本病大多属虚证，若血瘀痰阻，脑窍闭塞，亦可见实证。

(2) 西医病因病理

1) 病因：脑瘫的病因可发生在出生前、围产期或出生后。

出生前因素：胚胎期脑发育畸形：如先天性脑积水、头小畸形、巨脑症等；母亲妊娠期影响：如外伤、母亲怀孕早期严重营养缺乏、中毒、放射件照射、感染（如风疹、带状疱疹、弓形虫病等）而影响胎儿大脑发育。

围产期因素：缺氧：可由于胎盘功能不良、胎盘早剥、脐带扭转、脐带绕颈、宫内窒息及新生儿窒息所致；核黄疸：母子血型不合或其他原因引起的新生儿高胆红素血症时，红素超过340μmol/L（20mg/dl）时就有发展为核黄疸的可能；早产：脑瘫以早产儿多见，体重越小，越容易引起，与早产儿容易发生缺氧及颅内损伤有关；内出血：往往与难产、产伤有关。

产后因素：各种感染、外伤、血管意外、重症窒息等均可引起脑性瘫痪。

2）发病机理：上述因素引起不同程度的大脑皮质萎缩，脑回变窄，脑沟增宽。皮质下白质疏松，甚至囊性变、脑积水等。镜下改变为大脑皮层变薄，各层的神经细胞数目减少及退行性病变。核黄疸后可有基底节对称性的异常髓鞘形成过多，称为大理石状态。

9.1.3 临床表现

脑瘫除运动伤残外，常伴有一系列发育异常。如智力低下、癫痫、视力异常（如斜视、弱视、眼球震颤等）、听力减退、语言障碍、认知和行为异常等。临床常见类型如下。

（1）痉挛型

此型约占脑性瘫的2/3，是最常见的一种类型。根据瘫痪部位的不同可分为偏瘫、双瘫、四肢瘫、二肢瘫及单肢瘫痪，临床以前三者多见。

1）痉挛性偏瘫：瘫痪侧肢体自发运动减少，上肢受累多较下肢重，1岁以前即可发现患侧于运动功能异常，患儿迟至18~24个月时才能行走，且患侧呈环形步态。患侧手及拇指指甲生长迟滞，肢体显著痉挛，踝部跟腱挛缩，导致马蹄内翻畸形。由于肌张力增高，多呈足尖着地行走，膝腱反射亢进，可有踝阵挛及巴氏征。手、足部背屈力弱。约1/3病儿在1~2岁时有惊厥发作；约25%的病儿有认知功能异常、智力低下。CT检查可见偏瘫对侧大脑半球萎缩及侧脑室扩大。

2）痉挛性双瘫：是脑室周围白质软化，尤其是通过内囊的运动神经纤维受损所致。双侧均见瘫痪，下肢的运动障碍较上肢明显。上肢的障碍较轻，但精细动作如书写等常受影响。常在婴儿开始爬行时被发现，患儿爬行时双臂呈正常相互交替姿势向前，但其双腿却被拖拉向前，髋部内收。患儿行走延迟，双足呈马蹄内翻状，步行时足尖着地。

体检可见双下肢痉挛、腱反射亢进、踝阵挛、巴氏征阳性，托起小儿双腋可见双下肢呈剪刀状交叉。严重者肢体废用性萎缩和下肢生长受累，与上半身正常生长发育不成比例。本型智力发育多正常，很少合并惊厥发作。

3）痉挛性四肢瘫：脑病理多有中央白质区坏死、变性和囊性变。本型是脑瘫中最严重的类型，四肢运动严重受累，合并智力低下和惊厥者最多；由于核上性延髓性麻痹，可致吞咽困难和吸入性肺炎。神经系统检查可见四肢肌张力增高、痉挛，自发运动减少，反射亢进，巴氏征阳性。年长儿膝和肘部常有屈曲性挛缩。本型患儿伴有语音发育障碍和视觉异常者甚多，有时也可伴有手足徐动。

(2) 运动障碍型

此型约占脑性瘫痪的20%。主要病变在锥体外系,常由核黄疸引起。表现为不自主的、无目的的、无规则的运动,均为双侧性,常于睡眠时症状消失;腱反射正常,肌肉震颤或强直。由于连续动作,某一肢体或肌群可显示肥大。本型在婴儿时肌张力较低,儿童时期出现手足徐动或舞蹈样动作。

(3) 共济失调型

此型较少见,约占脑性瘫痪的1%~2%。可单独出现,或与其他型混合出现。表现为小脑受损症状,如眼球震颤,步态不稳,快变轮换的动作差,肌张力降低,腱反射正常,指鼻及指指试验阳性。这类症状从小出现,病情稳定,并非进行性,故与进行性小脑共济失调易区别。

(4) 混合型

此型是指以上二型或二型混合存在,提示病变广泛。临床以痉挛型和锥体外系型混合常见。

9.1.4 临床诊断

(1) 中医诊断

1) 辨证可从轻重区分。

2) 轻者主要表现为筋脉强急,肌肉僵硬或缓纵,病在肝脾;重者主要表现为肢体强直枯削,常伴智能迟缓,病在肝肾及心。肝失血濡则筋强不柔,脾气失养则肌弱不收。

3) 兼痴呆失语为心血失养或痰浊蒙蔽,失听失明为肝肾阴精不能上承清窍,病程迁延,久病入络,可致瘀阻痰凝。

(2) 西医诊断

1) 根据病史、体格检查和神经系统异常等,诊断一般不困难。主要依据是:神经功能不正常。特别是自主运动的功能障碍;出生后或幼婴时期发病;病情稳定,非进行性。

2) 脑电图和影像学检查,以明确脑病变的部位、范围,以及有无先天畸形或合并癫痫,还可检测听、视觉功能。

3) 当锥体束有病变时,主要表现为痉挛性瘫痪;锥体外束或脑底节有病变时,则表现为异常动作、运动增强;小脑病变表现为共济失调和肌张力低下。当颞叶、枕叶、顶叶脑损害时,可发生视觉、听觉功能障碍;颞叶、额叶或下丘脑受损时,可出现动作过多;当网状结构受损时,可有注意力不集中及运动过多;病变累及延髓则可见吞咽困难,构音不清,并可伴面肌麻痹和核上性眼肌麻痹。

9.2 小儿捏脊术在脑性瘫痪中的应用

技术

操作规程

1）颈及上肢部：取坐位，推法自天柱至大椎、肩井，再用推揉法施于肩关节周围，然后用拿法从三角肌部经肱二、三头肌部至肘关节，向下沿前臂到腕部，往返数次。

2）腰及下肢部：取俯卧位，推法或擦法从腰部起，向下到尾骶部，臀部，循大腿后侧往下至足跟，往返数次，配以按肾俞、腰阳关、拿委中。接着仰卧位，推揉法或擦法，从腹股沟向下经股四头肌至小腿前外侧，往返数次，配以按伏兔、足三里、阳陵泉、绝骨、解溪穴。若踝关节有畸形者加摇法，并在畸形部位作重点治疗。

3）头部及捏脊手法：点按头部印堂至百会数次，常规捏脊手法 10 遍。

操作间隔 每日或隔日治疗 1 次，10 疗程。

主治 小儿脑瘫。

10 急性感染性多发性神经根炎

10.1 概述

10.1.1 概念

急性感染性多发性神经根炎，发病率约为 1.6/10 万，农村较城市多见，以夏秋季发病为多。好发年龄为 10 岁以内小儿，男孩较女孩多见。临床特征为渐进性、对称性、弛缓性肢体麻痹，早期有不同程度的感觉障碍，脑脊液呈"蛋白细胞分离"现象，严重者伴有颅神经麻痹及呼吸肌麻痹。

本病根据好发于多雨之夏季，以筋脉弛缓不用为主症特点，符合《素问·生气通天论》所说"湿热不攘，大筋软短，小筋弛长，软短为拘，弛张为痿"，属中医"痿证"范畴。

10.1.2 病因病机

(1) 中医病因病机

病因为感受湿热邪毒。小儿素体不足，或暑热伤气，或养护失宜，易为湿热所感。

湿性黏滞重着，内伤脾胃，脾阳受困，运化失司，则纳呆、腹胀、胸闷；外浸经脉，痹阻肢体，失于荣润，以致麻木不仁，软瘫不收。湿热相合，中于肌肤，传于经脉，宗筋失引，则肉瘦而肢体不用。急性期湿热不攘，气血不畅，筋脉受阻，故先有肌痛；终因脾胃受损，气血亏损，肢体失养，渐成痿证。若气阴为暑热所耗，或阳气为寒气所伤，或原本阳气不足，可致邪盛正虚，出现气阴衰竭或阳气欲脱之候，予以救阴回阳。进入恢复期，瘫痪一般不再进展，若合理治疗，健脾益气，通经活络，肢体运动可逐渐恢复。

(2) 西医病因病理

1) 病因：本病确切病因至今未明，多认为与感染和自身免疫有关。65% 以上患儿在发病前曾有病毒感染性疾病，如病毒性上呼吸道感染、流感、腮腺炎、水痘、麻疹、肠道病毒感染性疾病。有报道肺炎支原体感染、白喉、伤寒、猩红热可诱发本病。疫苗接种后亦可发生本病。我国资料还证实，本病患儿的空肠弯曲菌感染率显著高于对照人群。

2）发病机理：发病机理仍在研究中，可能与病毒感染等前驱疾病所诱发的脱髓鞘病变有关，并涉及细胞和（或）体液免疫功能紊乱。

3）病理变化：脊神经根和近、远端神经均可受累，以近端神经根及神经较重，颅神经也可受累。主要病理改变为水肿，神经内膜淋巴细胞浸润，节段性髓鞘脱失。超微结构可见神经膜细胞有巨噬细胞侵入，在髓鞘脱失之同时，也有神经轴退行性改变。外周神经髓鞘的补体结合抗体在起病时达高峰。

10.1.3 临床表现

约 2/3 患儿发病前 1~3 周有呼吸道、肠道等前驱感染。

（1）运动障碍

进行性四肢弛缓性对称性麻痹是本病的主要症状。起病多先有肌肉不适及疼痛，尤其在大腿前后侧显著，臀部及后背下方也常累及。继而出现肌无力，初始即为对称性。常自下肢开始，很快向上扩展，累及上肢及躯干，甚至颅神经支配的肌肉。腱反射多在发病早期即消失，即使较慢消失者也完全无法行走，受累部位的骨骼肌有明显萎缩，患儿不能坐起和翻身，不能抬头。

（2）感觉障碍

较轻，只在病初出现，持续较短，常为一过性。主要表现为四肢麻木，患儿自诉有痛、麻、痒等感觉异常。体查可见手套状、袜套状或节段型感觉减退。多数患儿于抬腿时疼痛。

（3）颅神经障碍

约 1/2 病例有颅神经受累，以面神经、舌咽神经和迷走神经较多见。表现为口角向健侧歪斜，鼻唇沟变浅、消失，眼裂大，头向后垂，吞咽困难，进食呛咳等。

（4）自主神经障碍

常有汗多，皮肤潮红或发凉，或心律不齐，心率增快等。重症患儿有呼吸肌麻痹，表现为呼吸运动减弱，呼吸浅表，语音轻微而急促，咳嗽无力等。肋间肌和膈肌同时受累时，需准备人工呼吸。

（5）实验室及其他检查

脑脊液检查：脑脊液外观清。发病时蛋白含量逐渐增高，至 2~3 周时显著增高，可达正常时的 2 倍，4 周后渐下降，细胞数正常或仅轻度增加，这种蛋白细胞分离现象有重要诊断意义。

电生理检查：运动及感觉神经传导速度显著减慢，10 岁以上患儿运动神经传导速度更慢，神经传导速度的减慢往往与其外周神经髓鞘抗体升高程度一致。肌电图显示急性肌肉失神经表现，混合性肌肉动作电位幅度减低，有纤颤电位。

血液生化检查：肌酸激酶可轻度升高。

10.1.4 临床诊断

(1) 中医诊断

①起病之前多有外感湿热史。②急性期湿热内困脾胃，外遏经络，是为实证。③恢复期热象已解，病情逐渐由实转虚，一般多先见气血亏虚，日久延为肝肾阴虚。

(2) 西医诊断

主要根据前驱感染史、四肢呈进行性对称性弛缓性瘫痪、感觉障碍、腱反射消失、脑脊液呈蛋白细胞分离特征等进行综合分析，作出诊断。

根据中华神经精神科杂志编委会 1993 年制定的本病诊断标准及临床分型如下：

1）基本诊断标准

①进行性肢体力弱，基本对称，少数也可不对称。②腱反射减弱或消失。③起病迅速，病情呈进行性加重，常在数天至一二周达高峰，到 4 周停止发展、稳定，进入恢复期。④感觉障碍主诉较多，客观检查相对较轻，可呈手套、袜套样感觉异常，少数有感觉过敏，神经干压痛。⑤颅神经以舌咽、迷走、面神经多见，其他颅神经也可受损，但视神经、听神经几乎不受累。⑥可合并自主神经功能障碍，如心动过速、高血压、低血压、血管运动障碍、出汗多，可有一时性排尿困难等。⑦病前 1~3 周可有呼吸道、肠道感染等病史。⑧发病后 2~4 周进入恢复期，也可迁延至数月才开始恢复。⑨脑脊液检查：1~2 周蛋白升高，呈蛋白细胞分离。⑩电生理检查：神经传导速度明显减慢。

2）临床分型

①轻型：四肢肌力 3 度以上，可独立行走。②中型：四肢肌力 3 度以下，不能行走。③重型：IX、X 和其他颅神经麻痹，不能吞咽，同时四肢无力到瘫痪，活动时有轻度呼吸困难，但不需要气管切开人工呼吸。④极重型：在数小时至 2 天发展到四肢瘫痪，吞咽不能，呼吸肌麻痹，必须立即气管切开人工呼吸。严重心血管功能障碍或暴发型亦并入此型。⑤再发型：数月（4~6 月）至 10 多年可多次再发，症状往往比首发重。⑥慢性型或慢性炎症脱髓鞘多神经病：由 2 月至数月甚至数年缓慢起病，经久不愈，颅神经受损少，四肢肌肉萎缩明显，脑脊液蛋白持续增高。

10.2 小儿捏脊技术在急性感染性多发性神经根炎中的应用

技术一

操作规程 患者俯卧位，术者以常规捏脊手法在背部从长强穴捏至大椎穴，反复 15~20 次，手法先轻后重，以重得气感为度，重按重提大椎穴、肺俞、肝俞、脾俞、胃俞、肾俞。并可配合四肢按摩法。

操作间隔 每日或隔日治疗 1 次，7 天为 1 疗程。

主治 急性感染性多发性神经根炎轻症。

技术二

操作规程 ①面部：取坐位，推揉自攒竹斜向瞳子髎、颊车、地仓穴，往返 5~6 次。②颈及上肢部：取坐位，推法自天柱至大椎、肩井，再用推揉法施于肩关节周围，然后用拿法从三角肌部经肱二、三头肌部至肘关节，向下沿前臂到腕部，往返数次。③腰及下肢部：取俯卧位，推法或滚法从腰部起，向下到尾骶部，臀部，循大腿后侧往下至足跟，往返数次，配以按肾俞、腰阳关、拿委中。接着仰卧位，推揉法或滚法，从腹股沟向下经股四头肌至小腿前外侧，往返数次，配以按伏兔、足三里、阳陵泉、绝骨、解溪穴。

操作间隔 每日治疗 1 次，7 天为 1 疗程。

主治 急性感染性多发性神经根炎重症。

11 抽动-秽语综合征

11.1 概述

11.1.1 概念

抽动-秽语综合征，又称进行性或多发性抽搐，是一种以运动、言语和抽搐为特点的综合征或行为障碍。1885 年首先报告此病。其临床特征为慢性、波动性、多发性运动肌（头、面、肩、肢体、躯干等肌肉）快速抽动，伴有不自主的发声和语言障碍。发病年龄多在 2~12 岁之间，男孩发病率较女孩约高 3 倍，发病无季节性，病程持续时间长，可自行缓解或加重。

中医文献中无此病名。其临床表现与中医的痰证、风证有相关之处，属惊风、抽搐、筋惕肉瞤等范畴。中医有"怪病多由痰作祟"和"风胜则动"的理论，按痰证、风证论治，已取得一定疗效。

11.1.2 病因病机

(1) 中医病因病机

中医认为本病外因多为五志过极、过食肥甘厚味及感受六淫之邪；内因则为先天禀赋不足，素体虚弱。或为久病误治热病伤阴。其病机则为肝风痰火，胶结成痰。

肝主藏血，体阴而用阳，性喜条达而主疏泄，为风木之脏，风善行而数变，则"其声为呼"，"其变动为握"，肝失疏泄而致气血两滞，郁久化火，滞而成痰。火极生风，形成肝风内扰之候。血虚生风，筋脉失养，则有不自主扭颈、耸肩、腹部抽动、手足徐徐颤动等症。肝失疏泄可致脾失运化，水湿不行，痰浊内生，痰阻心窍，络脉痹滞。脾开窍于口，肝木乘脾，则见撅嘴、口唇蠕动。肝血不足，心失所养，或内生痰浊上逆于脑，蒙蔽神志则抽动、呼叫、秽语不由自主。精血失充，相火内炽，循经上逆，痹阻咽喉、终致木火刑金而鸣声异常，症见怪叫，此为本病病在肝而发于肺之机理。

(2) 西医病因病理

基底神经节是脑内多巴胺含量最高的部位，多巴胺的重要生理功能之一是调节运动功能，有人报道多发作抽搐症病人脑内儿茶酚胺（包括多巴胺）的更新率加速。因而推测本病为基底神经节的功能障碍。也有人认为本病与精神因素关系密切。临床观察部分病例出生时有窒息史，或有高热惊厥史，或家族中有抽搐史；病情轻重常与感冒、活动量、学习紧张及受批评等因素有关。

11.1.3 临床表现

相继或同时出现多组肌肉抽搐和发声，或伴秽语为主要临床症状。

1）抽动呈突发性，患者感到不可抗拒，动作快速多变，反复发生而无一定的规律，表现为方式固定的运动或发声。运动或发声抽搐均可分为简单或复合两类。

2）常见的简单抽搐是眨眼、扬眉、张口、努嘴、缩鼻、作怪脸；躯干部的抽动表现为挺胸、扭腰、腹肌抽动；肢体动作表现为搓手指、握拳、甩手、举臂、跺脚、抖腿、步态异常等。

3）常见的简单发声抽搐是清喉、犬叫声、鼻嘤声和嘘嘘声。常见的复合运动性抽搐是打自己、蹦、跳、触摸以及拾起东西闻等，复合发声抽搐常表现为重复与前因后果无关的一些语词，说秽语（通常是脏话），重复言语（重复自己的语词或声音），模仿言语（重复所听到的别人的最后声音、词或短语）。发作次数频繁，少则一日十余次，多则可达数百次。可因心理紧张而加重，睡眠时症状消失或明显减轻。当全神贯注于某种活动，如读书或做某种游戏时，抽搐随之减少，用意志控制可在短期内暂停发作。

4）可伴有记忆力减退、学习成绩下降、计算能力差、性格急躁等。但患儿写字常工整，解纽扣、穿衣服、取物等运动准确，神经系统检查未见异常。

5）实验室及其他检查：目前缺乏准确的辅助检查项目作为诊断标准。脑电图无特征性改变。

11.1.4 临床诊断

（1）中医诊断

①辨标本：本病标在风火痰湿，本在肝脾肾三脏。尤以肝经最为密切，往往三脏合病。总宜先标后本，或标本兼顾。②辨脉证寒热虚实：本病常虚实并见，风火痰湿并存，变异多端。③辨兼证孰轻孰重：本病来渐去缓，贵在辨证准确、守法守方。必待浊痰去，风火熄，筋脉润，脏气平，则疾可解。

（2）西医诊断

①本病在21岁以前发病。②病程中某个阶段存在着多种运动抽动，一种或多种发声抽动，但不一定同时存在，患儿一天内发作多次抽动（通常是一阵阵发作），几乎天天如此，或间歇发作为期超过一年，但抽动的部位、数量、频度、

复杂及严重程度随时间而改变。

11.2 小儿捏脊技术在抽动-秽语综合征中的应用

技术一

操作规程 推揉脾经 300 次，运内八卦 50 次，分阴阳 50 次，推上三关 300 次，揉涌泉、足三里各 50 次，捏脊常规手法 10 遍，由龟尾直捏至大椎穴，手法缓轻，调整脏腑。

操作间隔 每日或隔日治疗 1 次，7 天为 1 疗程。

主治 抽动-秽语综合征虚证。

技术二

操作规程 捣小天心 50 次，揉五指节 50 次，运内八卦 50 次，分阴阳 50 次，推肝经 300 次，揉丰隆、足三里各 50 次，捏脊常规手法 10 遍，由龟尾直捏至大椎穴，手法由缓而疾，由轻而重，以加快神经的传导和对脏腑的调整。

操作间隔 每日或隔日治疗 1 次，7 天为 1 疗程。

主治 抽动-秽语综合征实证。

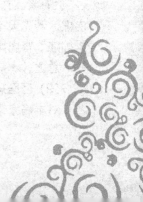

12 注意力缺陷多动性疾病

12.1 概述

12.1.1 概念

注意力缺陷多动性疾病是一种常见的行为异常问题，又称为轻微脑功能障碍综合征或注意缺陷症。临床特点为多动、注意力不集中、冲动行为、学习成绩落后，但智力基本正常。患儿在家庭及学校均难与人相处，有人喻此为一个交响乐队失去协调性与和谐性。14岁以下儿童的患病率约为7%~9%，半数患儿<4岁起病，男女之比为（4~6）：1。约1/3以上患儿伴有学习困难及心理异常。

本病中医无相应病名。按其临床表现，本病归属于躁动、失聪、健忘等范畴。中医认为，人体依赖阴阳平衡维持神志活动的正常。若阴阳失和，则神不灵、魂不安、意不固、志不坚，造成多动等一系列症状。

12.1.2 病因病机

(1) 中医病因病机

中医学认为，小儿先天禀赋不足、后天失调，或因他病所伤，造成体质偏盛偏衰，动静变化有所失制。其脏腑病变多表现为心肝脾肾四脏的功能失常。

心主血、藏神，为智意之源。意识活动皆归于心。小儿心常有余，心火易亢，故见心神不宁，多动不安。

肝为刚脏，主筋藏魂，体阴而用阳。小儿肝常有余，若久病耗损，体阴不足，则肝阳偏亢、性情执拗，注意力不集中。

脾为至阴之脏，藏意，在志为思，小儿脾常不足，若调护失宜或疾病所伤，运化失常，化源匮乏，以至脾气虚弱，形体消瘦，思虑不调，兴趣多变，言语冒失。

"肾者，作强之官，伎巧出焉。"肾藏志，主骨生髓，髓通于脑。小儿肾阴内虚，若先天不足或病后肾阴亏损，髓生不足，则动作笨拙不灵，出现健忘、遗尿等症。肾虚则水不涵木，肝阳易亢，无以制火，引起心火有余诸症。

总之，本病以肾阴不足为本，虚阳浮亢、心肝火盛为其标。

(2) 西医病因病理

对本病家系、双胎及寄养儿等的研究证实此病有遗传倾向。极低体重新生儿

（<1500g）、中枢神经系统病毒感染、营养不良、脑震荡、部分抗癫痫药长期服用等均可能导致轻微脑损伤。另有人强调社会心理因素，如家庭教养不当，学业负担和家庭压力。重金属中毒、微量元素缺乏亦参与发病。

其发病机理可能与去甲肾上腺素、5-羟色胺等神经递质不足有关。用新的影像技术发现大脑额叶和纹状体的局部血流灌注减少，额叶的葡萄糖代谢率下降，而额叶与注意力形成相关。

12.1.3　临床表现

（1）活动过多
主要表现为运动过多和动作不协调。患儿常不能静坐听讲，小动作多，有时敲桌子、吹口哨，越是在需要保持安静的地方，多动越突出，但看有兴趣的电视节目可以安静片刻。

（2）注意力不集中
表现为分心、涣散，不能完成作业。上课时思想不能集中，对无关刺激（如窗外鸟叫）却给以过多的注意。

（3）情绪改变
患儿缺乏自制力，任性冲动，想做什么就做什么，不顾后果，好与同学争吵。

（4）学习困难
患儿智力正常或近于正常，但注意力难以集中，缺乏持久性，不耐挫折，因而学习成绩落后。

（5）体征
体检和神经系统检查无特殊发现，有轻度的协调运动障碍，如对指或对掌运动笨拙缓慢，正反手掌轮替动作差，走直线能力差。

12.1.4　临床诊断

（1）中医诊断
①首先审清其虚实标本，要侧重多动、神志等症状。②本病的实质为虚证，但也有标实之分；多动、急躁、易发脾气乃肝阳过亢之征；心神不宁，难以静谧，注意力涣散乃心脾不足之象，故本病多呈虚实夹杂之证。③其次辨脏腑，神不定者病在心，志无恒者病在肾，情无常者病在脾，性情急躁者病在肝。

（2）西医诊断
强调要及早发现。应细询有无自幼睡眠不安、饮食喂养困难、脾气不好、学龄前期或小学时是否喜欢激惹周围的小朋友，有无坐立不安、注意力分散、不听指导或作业完成不好等情况。除注意力不集中可持续存在外，多动可随小儿成熟而趋好转。按照美国 DSM-IV（1991 年）标准，主张 ADHD 的诊断临床表现可分为注意力项和多动项两类，ADHD 的诊断必须至少具备表 1 两项中各 4 种表现；或表 1 某一项中 8 种表现，方能确定。

表 1 ADHD 的诊断标准

注意力项	多动项
易受外来影响而激动	在教室常常离开座位
无监督时难于有始有终完成任务	常未加思考即开始行动
难于持久性集中注意（作业，游戏）	集体活动中常不按次序
听不进别人在说什么	常在问题尚未说完时即抢答
经常丢失生活及学校用品	难于安静地玩耍
在学校课堂注意力分散，成绩不佳	作出过分行动如爬高、乱跑
不能组织达到一定目的的活动	参与危险活动
一事未完又作另一事	坐立不安，动手动脚
	常干扰别人
	说话过多

12.2 小儿捏脊技术在注意力缺陷多动性疾病中的应用

技术一

操作规程 补肾经 300 次，揉肾顶 300 次，推三关 100 次，揉外劳宫 50 次，用较为轻柔的手法逆时针方向摩腹 10 分钟，按揉神阙、气海、丹田、中极，每穴各 50 次，擦命门、肾俞、八髎，以透热为度，捏脊常规手法 10 遍，由龟尾直捏至大椎穴，手法由缓而疾，由轻而重，以加快神经的传导和对脏腑的调整。

操作间隔 每日或隔日治疗 1 次，10 天为 1 疗程。

主治 注意力缺陷多动性疾病肾阴不足证。

技术二

操作规程 补肾经 300 次，清心经 100 次，清肝经 100 次，揉内劳宫 50 次，摩腹 5 分钟，按揉上马、三阴交各 50 次，擦命门、肾俞、八髎，以透热为度，推脊、捏脊常规手法各 10 遍，手法由缓而疾，由轻而重，以加快神经的传导和对脏腑的调整。

操作间隔 每日或隔日治疗 1 次，10 天为 1 疗程。

主治 注意力缺陷多动性疾病心肝火盛证。

13 嗜异症

13.1 概述

13.1.1 概念

嗜异症亦称异食癖，是指婴幼儿和儿童在摄食过程个逐渐出现的一种特殊嗜好，患儿对通常不应取食的异物，进行难以控制的咀嚼与吞食。发病年龄以幼儿为多，学龄儿也可发生。1岁以内的婴儿因尚未主动觅食，故不易发现，若4岁以后仍不能纠正，将对小儿身心健康产生不良影响。

在中医文献中，唐《备急千金要方·少小婴孺方》中已有"小儿食土"治法的记载，《小儿药证直诀·诸疳》说："脾疳，体黄腹大，食泥土，当补脾，益黄散主之。"《本草纲目》中已有采用黄连猪肚蒸丸及白术治疗嗜食泥土、生米的记载，对研究本病的病因证治提供了一定依据。

13.1.2 病因病机

(1) 中医病因病机

中医认为本病属"疳积"、"虫证"范畴，或因不良习惯所致。小儿神气未充、智识不开，易饥易饱，摄取异物食之，日久可成习惯。患儿如有虫积，蕴生湿热，损伤脾胃，气血受扰，食欲异常，嗜食异物。明代《寿世保元·诸虫》指出："或好食生米，或好食壁泥，或食茶炭咸辣等物者，是虫积。"疳病亦可导致异食，《幼科释迷·疳病》说："爱吃生米面、炭砖瓦，是脾胃。"脾胃受损，运化失常，积滞日久，则郁而生热，而胃热则善饥。

以上病因常相互关联。《温病条辨·解儿难》说："小儿疳积，有爱食生米、黄土、石灰、纸、布之类者。皆因小儿无知，初饮食时，不拘何物即食之，脾不能运，久而生虫，愈爱食之矣。全在提携之者，有以谨之于先。"

(2) 西医病因病理

一般认为是心理失常的强迫行为，其形成与教养外境有关，若初期疏于照顾，擅自摄取异物，日久可形成不易解除的条件反射。有些患者在贫血纠正及补充锌剂后嗜异症状消失，故推测与缺铁、缺锌有关。

13.1.3 临床表现

患儿喜食煤渣、土块、墙泥、砂石、肥皂、纸张、火柴、纽扣、毛发、毛线、金属玩具或床栏上的油漆，或舔吮，或咀嚼，或吞咽，常常躲避家长暗自吞食，似有难以控制之状。患儿常伴食欲减退、疲乏、腹痛、呕吐，日久则面色不华、形体瘦弱、毛发稀疏、发育迟缓。嗜食的异物一种或数种。若异食不洁或有毒性，可继发中毒症状。

13.1.4 临床诊断

(1) 中医诊断

1）虫积

证候：面色无华，形体瘦弱，烦躁易怒，食欲失常，或有偏食，爱吃泥土、生米等异物，嗜咬爪甲，肚腹胀大，时时腹痛，大便不调，或有虫体排出，舌淡红苔薄或腻，脉弦细，大便可找到寄生虫卵。

2）脾虚

证候：面色萎黄，形体消瘦，厌食偏食，食而不化，大便溏薄，夹有不消化食物残渣，精神疲惫，表情淡漠，哭多笑少，嗜食泥土，唇舌色淡，苔白滑或腻，脉细弱。

3）胃热

证候：面色青黄，口干多饮，消谷善饥，大便干结，烦躁不安，叫扰不宁，嗜食生米、茶叶等异物，舌红，苔黄糙，脉细数。

(2) 西医诊断

①嗜食异物常为家长的主诉。②可观察到患儿快速、熟练嚼食异物（纸张等）的情况。③询问病史应注意家庭教养状况，有无疏于照料、营养失调或其他不正常因素。④4岁后仍顽固不改者为病情严重。

13.2 小儿捏脊技术在嗜异症中的应用

技术一

操作规程 补脾土300次，补大肠100次，顺时针方向摩腹5分钟，振腹1分钟，三指揉脐、气海和关元100次，常规捏脊手法10遍，重点按揉肝俞、胆俞、脾俞、胃俞等，揉血海、足三里各50次。

操作间隔 每日或隔日治疗1次，7天为1疗程。

主治 异食病脾虚证。

技术二

操作规程 清胃经、清大肠各 300 次，清天河水 100 次，退六腑 100 次，逆时针方向摩腹 3 分钟，揉脐及天枢各 50 次，推脊手法 30 次。

操作间隔 每日或隔日治疗 1 次，7 天为 1 疗程。

主治 异食病胃热证。

技术三

操作规程 揉板门 50 次，补脾经 300 次，清胃经 300 次，清大肠 300 次，清小肠 300 次；全运内八卦 50 次，推四横纹 50 次；逆时针方向摩腹 3 分钟，摩中脘 100 次，揉脐及天枢 100 次，常规捏脊手法 10 遍，重点按揉肝俞、胆俞、脾俞、胃俞等，揉血海、足三里各 50 次。

操作间隔 每日或隔日治疗 1 次，7 天为 1 疗程。

主治 异食病虫证。

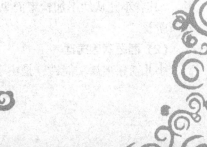

14 遗尿症

14.1 概述

14.1.1 概念

遗尿症又称遗尿、尿床，是指3周岁以上的小儿睡中小便自遗，醒后方觉的一种病证。生后10~18个月的婴幼儿即可开始训练自觉控制排尿，有些幼儿到2~2.5岁时白天虽可控制，而夜间仍有无意识的排尿，仍视为生理现象，如在3岁以后白天不能控制排尿或不能从睡觉中醒来而自觉排尿，称原发性遗尿症或夜尿症。有些小孩在2~3岁时已能控制排尿，至4~5岁以后又出现夜间遗尿，称继发性遗尿症，多见于10岁以下儿童，偶可延长到12~18岁。原发性遗尿症男孩较女孩多见（2~3）:1，多伴有阳性家族史。

本病中西医病名相同。

14.1.2 病因病机

(1) 中医病因病机

中医学认为，遗尿多与肺脾肾功能失调有关，尤以肾气不足，膀胱虚寒为最多见。肾主水，司二便，与膀胱相表里。尿液能贮藏于膀胱而不漏泄，有赖于肾的固摄；尿液能排出体外则靠肾的通利。肾气不足，下焦虚寒，气化失调，闭藏失司，水道失于制约而遗尿。《诸病源候论·小儿杂病诸候》"遗尿者，此由膀胱有冷，不能约于水故也"。此外，肺布津液，肺虚则上虚不能制下，脾化水湿，脾虚则不能为气化之主，故溺不禁也。心主神明，若心肾失交，水火不济，夜梦纷纭，梦中尿床，或欲醒而不能，小便自遗。肝主疏泄，肝之经脉循绕阴器，抵少腹。肝经郁热，疏泄失司，或湿热下注，移热于膀胱而致遗尿。《证治汇补·遗溺》说："遗尿又有挟热者，因膀胱火邪妄动，水不能宁，故不禁而频来。"自幼缺少教育，未能形成良好的习惯，也可导致遗尿。如《景岳全书·遗溺》说："其有小儿从幼不加检束而纵肆常遗尿，此惯而无殚，志意病也，当责其神，非药所及。"

(2) 西医病因病理

小儿遗尿多属功能性，是由于大脑皮质及皮质下中枢功能失调。常见原因是精神因素，如突然受惊、过度疲劳、骤然更换新环境、失去父母照顾及不正确的教养方法等。遗尿大多见于易兴奋、胆小、被动、过于敏感或睡眠过深的儿童，继发性遗尿大多由于全身性或泌尿系统疾病如糖尿病、尿崩症等引起，其他如智力低下、神经精神创伤、泌尿道畸形、感染，尤其是膀胱炎、尿道炎、会阴部炎症、蛲虫等刺激也可引起遗尿。

14.1.3 临床表现

遗尿通常发生在相对固定的时间，大都在上半夜一定的钟点。重者一夜数次，每晚必遗，午睡亦可遗尿。可持续数月，间有消失，有多饮、疲劳或有其他疾病时又重新出现。有的持续数年，到性成熟之前才自然消失。轻者每周遗尿1~2次。临床上没有排尿困难或剩余尿，尿常规检查正常。较大儿童有怕羞或精神紧张心理。

14.1.4 临床诊断

(1) 中医诊断

1）重在辨别寒热虚实。遗尿日久，尿色清，量多，形寒肢冷，面白唇淡，形体消瘦者多为虚寒；遗尿初起，尿黄短涩，量少灼热，形体壮实，脉有力者多为实热。

2）虚寒者多责之于肾虚不固，气虚不摄，膀胱虚寒；实热者多责之于肝经湿热；虚实夹杂者，又多责之于心肾失交。临床所见虚寒者居多，实热者较少。

3）虚证以扶正培本为主。采用补肺气、健脾运、温肾阳、醒心神等治法。肝经湿热者，宜清热利湿。

(2) 西医诊断

1）仔细了解儿童性格、精神发育状态、生活环境和教养习惯，以确定为原发性或继发性遗尿，应详细作体格检查和神经系统检查，排除由躯体缺陷或其他器质性疾病所引起者。

2）应作中段尿检查以排除尿路感染，应排除因癫痫发作所导致的小便失禁。

14.2 小儿捏脊技术在遗尿症中的应用

技术一

操作规程 补肾经300次，揉肾顶300次，推三关100次，揉外劳宫50次，逆时针方向摩腹15分钟，按揉神阙、气海、丹田、中极各50次，擦命门、肾俞、八髎，以透热为度，捏脊常规手法10遍，由龟尾直捏至大椎穴，手法由缓而疾，由轻而重，以加快神经的传导和对脏腑的调整。

操作间隔 每日或隔日治疗 1 次，7 天为 1 疗程。

主治 遗尿下元虚寒证。

技术二

操作规程 补肺经 300 次，补脾经 300 次，补肾经 300 次，按揉板门 50 次，按揉百会 50 次，逆顺时针方向摩腹 5 分钟，按揉气海、关元、丹田、足三里、三阴交，每穴各 50 次，常规手法捏脊 10 遍，按揉肺俞、脾俞、肾俞、膀胱俞每穴各 50 次，横擦腰骶部，以透热为度。

操作间隔 每日或隔日治疗 1 次，7 天为 1 疗程。

主治 遗尿肺脾气虚证。

技术三

操作规程 补肾经 300 次，清肝经 100 次，清心经 100 次，清大肠经 300 次，清小肠经 300，按弦走搓摩 30 次，自上而下推脊 50 次，揉三阴交 50 次，推涌泉 50 次，横擦腰骶部，以透热为度。

操作间隔 每日或隔日治疗 1 次，7 天为 1 疗程。

主治 遗尿肝经郁热证。

15 小儿智能发育滞迟

15.1 概述

15.1.1 概念

小儿智能发育滞迟指病儿智力发育明显低于同龄儿平均水平，智商（IQ）在均值减2个标准差以下。小儿智能落后是大脑发育障碍引起的综合性功能不全，包括认识、记忆、理解、运动、言语、综合分析、思维、想象、解决问题等各方面，按其严重程度可分为IQ轻度50~70；中度35~50；重度<35。一般IQ 70~80为边缘状态。

中医学认为，智能发育迟滞以动作发育延迟为主者，属于立迟、行迟范畴，少数也可兼见齿迟、发迟；以语言发育延迟为主者，属语迟；以学习困难、社会适应不良及心理与情绪障碍为主者，属痴呆、呆病。一般说来，五迟者不一定痴呆，痴呆则同时见五迟证候。

15.1.2 病因病机

（1）中医病因病机

中医认为，先天因素为主因。先天因素，可为父母自身的遗传缺陷，精血虚损者，精薄血弱，孕胎禀赋不足，或胎儿期间孕母调摄失宜，精神、起居、饮食、用药等不慎，导致胎元损伤。后天因素有分娩难产、窒息缺氧、颅脑损伤出血，或患黄疸、脑炎、癫痫、惊风、外伤等损害心脑。

以上病因导致患儿心脾气血不足，或肝肾阴精亏虚，上不能充髓而养脑，外不能滋养筋骨肌肉，以至精明之腑失于聪慧，肢体萎软，神智、活动皆差于正常同龄儿童。本病以虚证为主。因产伤、外伤而损及脑，瘀阻脑内，或热病痰浊留滞，致窍道不通，心脑神明失主者，可表现为实证。

（2）西医病因病理

病因繁多。属于遗传、代谢性疾病者，有21-三体综合征、苯丙酮尿症、甲状腺功能减低；母孕早期曾患风疹、流感等病毒感染引起中枢神经系统畸形或宫内发育迟缓，产时窒息、颅内出血，出生后患脑炎、脑膜炎、脑外伤、脑缺氧、中毒性脑病等均可致智力迟缓。除中枢神经系统疾病可留有智力低下后遗症外，营养缺乏或紊乱、重度营养不良、环境社会因素中缺乏外界刺激教育都可引起智力低下。

15.1.3 临床表现

以智能发育迟缓为主要临床表现，对婴幼儿采用发育检查确定患儿，然后用智能检查分度。

(1) 发育检查

主要检查动作、语言及对人对物的一般反应、健康状况及合作程度。可根据正常发育量表的项目进行检查并评价。筛选检查常用 Denver 发育筛查量表。诊断性的发育检查可参考使用 Gesll 发育量表、Bayley 婴儿发育量表等。发育状况一般可用发育商（DQ）表示，在正常值 2 个标准差以下者属于明显发育迟缓。

(2) 智能测验

对稍年长的儿童应作进一步的智能发育检查。一般是按记忆、观察、思维、判断、推理、计算等各方面的智力活动，制订合乎儿童发育规律的标准测试项目，并根据大量小儿的调查结果作出各年龄正常标准。受试儿童的智力水平是根据其测验结果与正常标准比较而得，用智商（IQ）表示。国内目前一般用已初步标准化的 Stanford-Binet 及 Wechster 两种儿童智力测验量表。

15.1.4 临床诊断

(1) 中医诊断

1) 首辨先天后天。生后渐现病态者多属先天禀赋不足，肝肾亏虚；温热病后失调或有产伤、外伤史者，多属后天失养，痰滞血瘀。

2) 次辨脏腑病位。本病与脑髓关系最为密切，亦与肾肝心脾有关。兼有行迟者多系肝肾亏损；语迟者多系心血不足，神情呆钝，反应迟滞；智识不开者多属心肾不足；形体消瘦，四肢软弱者多属脾；烦躁不安，神智失常者多属肝。

3) 三辨证候虚实。本病以虚证为多，也有部分实证。先天因素以虚证为主，后天因素以实证为多，或虚中夹实证。

(2) 西医诊断

1) 应仔细询问家族史、出生史、喂养史及生长发育史，按美国《精神障碍诊断统计手册》第三版修正本的诊断要求，需符合下面三个标准：

①智能明显低于同龄水平，即智商低于均值以下两个标准差，在 70 以下（婴儿可根据临床判断其智能明显低于平均水平，因为现有智力测验不能提供婴儿的智商值）。②同时存在适应功能缺陷或损害，即与其年龄和群体文化相称的个体功能，如社会技能、社会责任、交谈、日常生活料理、独立和自给能力的缺

陷或损害。③出现在发育年龄阶段，即 18 岁以下。

2）国际广泛采用将智力低下分为 4 型的临床分型方法。

轻型：智商 50~70 间，即均值以下 2~3 个标准差，并有轻度适应缺陷。

中型：智商 35~50 间，即均值以下 3~4 个标准差，有中度适应缺陷。

重型：智商低于 35，即均值以下 4~5 个标准差，有重度适应缺陷。

权重型：智商 20 以下，适应行为有严重缺陷。

3）临床运用时，也可将上述 4 型分为轻重两型。轻型智商在 50~70 间，严重型智商在 50 以下，包括中、重、极重 3 型。

15.2 小儿捏脊技术在小儿智能发育滞迟中的应用

技术一

操作规程 补肾经 300 次，揉肾顶 300 次，推三关 100 次，揉外劳宫 100 次，用较为轻柔的手法逆时针方向摩腹 10 分钟，按揉神阙、气海、丹田、中极，每穴各 50 次；擦命门、肾俞、八髎，以透热为度，捏脊常规手法 10 遍，由龟尾直捏至大椎穴，手法由缓而疾，由轻而重，以加快神经的传导和对脏腑的调整。

操作间隔 每日或隔日治疗 1 次，30 天为 1 疗程。

主治 小儿智能发育滞迟先天不足型证。

技术二

操作规程 补肺经 300 次，补脾经 300 次，补肾经 300 次，按揉板门 100 次，按揉百会 50 次；逆时针方向摩腹 5 分钟，按揉足三里、三阴交穴各 50 次，按揉肺俞、脾俞、肾俞、膀胱俞，每穴各 50 次，捏脊常规手法 10 遍，由龟尾直捏至大椎穴，手法由缓而疾，由轻而重，以加快神经的传导和对脏腑的调整。

操作间隔 每日或隔日治疗 1 次，7 天为 1 疗程。

主治 小儿智能发育滞迟后天失养证。

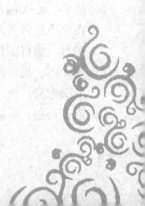

16 麻疹

16.1 概述

16.1.1 概念

麻疹是由麻疹病毒引起的急性出疹性呼吸道传染病，人类普遍易感，多见于婴幼儿。临床以发热、眼和上呼吸道炎症、麻疹黏膜斑和全身斑丘疹、疹退后糠麸样脱屑，并留有棕色色素沉着为其特征。一年四季均可发病，以冬春季多见，容易并发肺炎。我国广泛应用麻疹减毒活疫苗后，其发病率已显著下降，流行的特征已不再存在。

古代医籍中宋代以前麻疹与天花常相提并论，宋代以后才逐渐分开。如《小儿药证直诀·疮疹候》中称麻疹为疮疹，记载了典型症状和治疗方法，并指出有传染性的特点。《小儿斑疹备急方论》始将麻疹与天花分别论述，为第一部麻疹证治专著，不仅将麻疹正式定名，并对其病因病机、辨证论治及预防进行了全面的论述。《证治准绳·幼科》将麻疹分为初热期、见形期、收后期，成为后世分期的基础。《麻科活人全书》："麻虽胎毒，多带时行，气候暄热，常令男女传染而成。"认为其发病原因主要因感受麻毒时邪，流行传染所致；并将麻疹过程中出现气促、咳喘、鼻翼翕动等症，称为"肺炎喘嗽"，指出是麻疹常见并发症之一。

16.1.2 病因病机

(1) 中医病因病机

中医学认为，麻毒时邪由口鼻而入，先侵于肺，肺失宣降，临床出现发热、咳嗽、喷嚏、流涕等肺卫表证。麻毒出表入里，蕴于肺脾，流于心经，阳明气分热盛，心火偏亢，出现高热、神烦、口渴。麻毒与气血相搏，正气祛邪外出，麻毒由里达表，外发肌肤而出疹。疹透之后，邪随疹泄，麻疹逐渐收没，此时热去津亏，肺胃阴伤。此为麻疹发病的一般规律。若因正虚、毒重、失治、护理不当等原因，均可致麻毒郁闭，出疹不利，甚则内陷，出现肺气郁闭，气逆痰壅之肺炎喘嗽症；或因麻毒壅盛，上攻咽喉，出现喉痹证；若热毒炽盛，内陷厥阴，则逆传心包，引动肝风，可出现神昏、抽搐等。

综上所述，其病性为阳毒热证，病位在心、肺、脾、胃，故古代医家将病机概括为："先起于阳，后归于阴，毒兴于脾，热流于心，脏腑之伤，肺则尤甚。"

(2) 西医病因病理

1) 病因：麻疹病毒属于副黏液病毒，含核糖核酸，仅一个血清型，呈多形性颗粒，直径约为 140nm，存在于发病初期的血液、眼与鼻咽分泌物及大小便中，在人胚胎或猴肾组织中培养分离时，一般在 5~10 天后可见多核巨细胞及脑浆内出现嗜酸性包涵体。

病毒不耐热。在人体外生活力弱，在流通空气或阳光下，半小时即失去活力，多数消毒剂能杀灭病毒，但在低温中能长期保存。

2) 流行病学：患者是唯一的传染源，其主要传播途径为带病毒的飞沫通过喷嚏、咳嗽、说话直接传入呼吸道。患者大多数为婴幼儿，以 1.5 岁多见。由于大多数母亲患过麻疹，其抵御麻疹病毒的抗体可通过胎盘输给胎儿，因而 3 个月以下婴儿具有被动免疫力，一般没有或很少感染，此后被动免疫力逐渐消退，至 8 个月龄以后，几乎完全消失，就容易感染发病，直至患过一次麻疹后才得到自动免疫。本病传染性极强，过去在城市中每 2~3 年流行一次，自我国广泛使用麻疹减毒活疫苗后，发病率明显下降，但因免疫力不持久，故发病年龄后移，大龄儿童及成人发病率有增高趋势。

3) 病理：麻疹病毒进入鼻咽或眼结膜后，在黏膜上皮细胞内繁殖，并由此进入局部淋巴组织，同时有少量病毒侵入血流到达肝、脾、骨髓和肺、脑等器官的单核巨噬细胞系统，是为第一次病毒血症，此为潜伏期表现，无临床征象；以后病毒在这些部位大量繁殖，同时破坏受侵袭的细胞，并大量进入血流，造成第二次病毒血症，出现临床表现。典型的病理改变有全身淋巴组织增生，见于淋巴结、扁桃体、胸腺、脾脏、阑尾等，可查见多核巨细胞。皮肤、眼睛及呼吸道黏膜都有浆液性渗出物及因细胞浸润，引起局部肿胀，是局部毛细血管对侵入病毒发生的反应。麻疹黏膜斑系颊黏膜下层的微小分泌腺炎性单核细胞浸润和坏死，为麻疹病毒直接侵及的结果。

16.1.3　临床表现

(1) 典型麻疹

1) 潜伏期：6~18 天不等，一般为 10~12 天，应用被动免疫的病人可延至 21~28 天。

2) 前驱期：指从发热开始至出疹，一般为 3~4 日。发热为其首发症状，体温或渐升，或骤增，可达 39~40℃，无一定热型。同时出现喷嚏，流涕，咳嗽，咽部充血，双眼结膜充血，羞明流泪，食欲不振，畏寒头痛，全身不适等证。于起病后的 2~3 天，颊内黏膜上相当于下部磨牙的外侧，见到 0.5~1mm 直径大小的白色斑点，周围绕以红晕，此即麻疹黏膜斑，为早期诊断的重要依据。初起只有数个，1~2 天内迅速增多，满布两颊，常在出疹第 1 天融合成较大白斑，类似鹅口疮，于皮疹大量透出时逐渐消失。近期接受过被动免疫注射者症状减轻，可不出现此斑。

3）出疹期：2~5 日不等。发热 3~4 天后，皮疹自耳后发际及颈部开始，渐及额、面部，然后自上而下延至躯干及四肢，甚至达手掌及足底。开始为玫瑰色斑丘疹，略高出皮面，初起稀疏分明，其后可有不同程度的融合，颜色呈暗红色，但疹间还可见正常皮肤。此期体温升高可达 40℃，咳嗽加剧，咽红肿痛，出现嗜睡或烦躁，颈部淋巴结和脾脏可轻度增大，肺部可闻及少量啰音，肺部 X 线检查可见肺纹理增多。

4）恢复期：出疹 3~5 天后，如果没有并发症，皮疹依出疹顺序逐渐消退，疹退处有麦麸样脱屑（除手心脚掌外），留存棕色斑痕，经 1~2 周后才完全消失，此色素斑在病的后期有诊断意义。随着皮疹消退，热度同时下降，精神、食欲好转，上呼吸道症状也很快消失。整个病程为 10~14 天。

（2）其他类型麻疹

1）轻型麻疹：多见于对麻疹病毒有部分免疫力的患者。潜伏期 3~4 周，前驱期短且症状轻微，体温大都在 39℃ 以下，常无麻疹黏膜斑，皮疹稀疏色淡，很快消失，可无脱屑及色素斑，病程约 1 周左右，无并发症。

2）重型麻疹：多见于营养不良或原有严重疾患者。此型中毒症状严重，起病后迅速高热，且持续在 40~41℃，出疹期一般较长，皮疹常密集融合成片，满布全身，或疹出不透，皮疹暗红稀少，或出而骤退。往往并发肺炎、喉炎或中耳炎，常出现循环衰竭或中枢神经系统症状。此型预后不良，病死率高。

3）无皮疹型：见于白血病、恶性肿瘤等应用免疫抑制剂的患者，或者 4~6 个月幼婴体内尚有相当量母体抗体者。整个病程不见皮疹，仅有麻疹黏膜斑。诊断主要根据鼻咽部分泌物中找到多核巨细胞及血清学检查。

4）成人麻疹：由于麻疹疫苗的应用，成人麻疹发病率逐渐增加。与儿童麻疹不同之处为：胃肠道症状多见，如恶心、呕吐、腹痛及腹泻；骨骼肌痛，包括关节及背部痛；麻疹黏膜斑存在时间可长达 7 天；眼痛多见，但羞明少见；肝损害发生率高。

（3）实验室及其他检查

1）血常规：白细胞减少，淋巴细胞相对增多。并发细菌感染时，白细胞总数及中性粒细胞增多。

2）多核巨细胞检查：在出疹前 2 天至出疹后 1 天，取患者鼻咽分泌物做涂片，镜检找多核巨细胞有诊断价值。

3）病毒分离：发热期取病人血、尿或鼻咽分泌物作组织培养，可检出麻疹病毒。

4）病毒抗原检查：用免疫荧光法检查鼻咽分泌物中的脱落细胞或尿沉渣涂片中的麻疹病毒抗原，有早期诊断意义。

5）抗体测定：用 ELISA 法检测急性期患者血清中的特异性 IgM 抗体，有助于早期诊断。

16.1.4　临床诊断

（1）中医诊断

1）麻疹分顺证和逆证。

2）顺证者症见身热不甚，常有微汗，神消气爽，咳嗽而不气促。3~4 天后开始出疹，先见于耳后发际，渐次延及头面、颈部，而后蔓延至胸背腹部、四肢，最后鼻准部及手、足心均见疹点，疹点色泽红活，分布均匀，无其他合并证候。疹点约在 3 天内透发完毕，嗣后依次隐没回退，热退咳减，精神转佳，胃纳渐增，渐趋康复。

3）若麻疹患儿因体质虚弱、麻毒壅盛、护理失宜，或因失治误治等，均易引起麻毒内陷而发生逆证。

4）若见形期疹出不畅或疹出即没，或疹色紫暗，并见壮热咳剧，痰声辘辘，呼吸急促，甚则鼻煽胸高，口唇青紫，为并发肺炎喘嗽。

5）若疹色紫暗，形成斑块，舌干绛起刺，为热毒内窜营血。若神昏谵语，惊厥抽风，为热毒内陷心肝。若疹点色淡，面色青灰，四肢厥冷，脉微欲绝，为心阳虚衰。

6）在麻疹见形期或恢复期，如果咳嗽增剧，声音嘶哑，状如犬吠，或有轻微紫绀及气急，为麻毒攻喉的早期表现，若进一步发展，可致呼吸困难，甚至因喉部梗阻、窒息而死亡，应立即处理，并加强观察。

（2）西医诊断

1）典型麻疹可藉流行病学史和临床表现确诊，必要时辅以特异性检查。

2）流行病学史：在前驱期应注意婴幼儿年龄、冬春季节、当地麻疹流行史、与麻疹病人接触史及患儿的预防接种情况。

3）临床表现：须注意前驱期的上呼吸道炎及麻疹黏膜斑；出疹期皮疹与发热的关系、出疹顺序和皮疹形态；恢复期疹退后麦麸样脱屑和棕色色素沉着。

4）特异性检查：在前驱期末或出疹期初，从鼻咽拭子涂片找到多核巨细胞有助于早期诊断。在出疹 1~2 天用 ELISA 法即可测出麻疹抗体，亦为较方便的血清诊断方法。

16.2 小儿捏脊技术在麻疹中的应用

技术一

操作规程 推攒竹 30 次，推坎宫 30 次，揉太阳 50 次，清肺经 300 次，揉肺俞、揉风门各 50 次，推三关 100 次，捏脊常规手法 10 遍，由龟尾直捏至大椎穴，手法和缓。

操作间隔 每日治疗 1 次，7 天为 1 疗程。

主治 麻疹出疹前。

技术二

操作规程 清天河水 100 次，掐揉小天心、揉一窝风、掐揉二扇门各 50 次，清胃经、清肺经各 300 次，揉肺俞 50 次，推脊、捏脊手法各 10 遍，由龟尾直捏至大椎穴，手法和缓。

操作间隔 每日治疗 1 次，7 天为 1 疗程。

主治 麻疹出疹期。

技术三

操作规程 补脾经、补肺经、补肾经各 300 次，揉上马，揉板门，揉中脘，按揉足三里各 50 次，推肺、脾、胃、肾俞各 50 次，清天河水 300 次，捏脊手法 10 遍，由龟尾直捏至大椎穴，手法和缓。

操作间隔 每日治疗 1 次，7 天为 1 疗程。

主治 麻疹恢复期。

17 脊髓灰质炎

17.1 概述

17.1.1 概念

脊髓灰质炎是一种由脊髓灰质炎病毒引起的急性神经系统传染病，又称小儿麻痹症。全年皆可发病，夏秋季节多见。4个月以下婴儿很少发病，4个月至5岁的小儿发病率最高。其临床特征为发热（双峰热），全身肌肉疼痛及分布不规则和轻重不等的弛缓性麻痹。病情轻重不一，轻度无瘫痪出现，严重者累及生命中枢而死亡，大部分病例可治愈，仅少部分留下瘫痪后遗症。我国使用口服减毒活疫苗后，发病率明显降低。

本病在麻痹前期属中医"温病"范畴，后期则属于"软脚瘟"、"痿证"的范畴。《诸病源候论》曰："若风挟寒气者，即拘急挛痛，若挟于热，即缓纵不随。"《瘟疫明辨·胫腿痛酸》则说："时疫初起，胫腿酸痛者，太阳经脉郁也……兼软者，属湿温，俗名软脚瘟。"以上所述，基本反映了小儿麻痹症的病因病机及证候特点。

17.1.2 病因病机

（1）中医病因病机

病因为风热暑湿疫毒之邪从肌表口鼻而入，郁闭肺胃，痹阻阳明经络、而致宗筋失利。

外邪自口鼻而入，先犯肺胃，肺失清肃，胃失和降，大肠传导失司，则见发热、咳嗽、咽痛、吐泻等症。由于邪毒蕴结，不能一发即尽，且善注阳明大络，痹阻经脉，所以初期热退之后，间隔2~3天，热势复起，构成本病双峰热、肢体疼痛等待点。病程日久，肝肾受损，肝血不足，无以濡养筋肌，导致筋软、骨痿、弛纵不收。表现为肢体萎软、瘫痪、肌肉萎缩、骨骼畸形。若肺气郁闭，聚液为痰，阻于气道，则见呼吸困难，吞咽麻痹；若邪毒内窜心肝，可见嗜睡、项强、昏迷、抽搐。

（2）西医病因病理

脊髓灰质炎病毒属肠道病毒，是细小核糖核酸病毒的亚型。根据抗原不同可分为Ⅰ、Ⅱ、Ⅲ型三种，其中Ⅰ型易引起瘫痪，型间很少交叉免疫。病毒在室温下可存活数天，低温环境中能长期生存并保持活力。加热至56℃以上、甲醛、2%碘酊、升汞及各种氧化剂如过氧化氢、高锰酸钾等，均能使其灭活。

病毒经口进入人体后，主要在局部淋巴组织如扁桃体、咽部淋巴组织、肠壁集合淋巴结等处生长繁殖，并在局部排出病毒。此时患者并无症状，但可刺激机体产生特异性抗体，阻止病毒在局部增殖，形成隐性感染。少数患者病毒自淋巴结侵入血液，导致病毒血症，到达各处非神经组织尤其在淋巴组织中生长增殖，此时出现前驱期症状。如血中产生特异性中和抗体，则疾病停止发展，即系顿挫型。如果病毒的毒力强而且量多，或抗体量不足以中和病毒，则病毒进一步自血液通过血脑屏障，进入中枢神经系统，出现瘫痪前期的症状。症状如不继续发展，数日后恢复正常，则为无瘫痪型。若病毒量大，毒力又强，侵犯神经组织，破坏神经细胞，则进入瘫痪期，出现各种类型的瘫痪症状。

病毒在神经系统中复制导致了病理改变，复制的速度是决定其神经毒力的重要因素。病变主要在脊髓前角、脑髓质、脑桥及中脑。开始是运动神经元的尼氏体变性，接着是核变化、细胞周围多形核及单核细胞浸润、最后被噬神经细胞破坏而消失。但并不是所有受累的神经元均坏死，损伤呈可逆性，起病3~4周后，水肿、炎症消退，神经细胞功能可逐渐恢复。引起瘫痪的高危因素包括过度疲劳、剧烈运动、肌肉注射、扁桃体摘除术及遗传因素。

17.1.3 临床表现

（1）临床分期

隐性感染占90%~95%。典型的临床表现可分为六期。

1）潜伏期：一般为5~14天，最短3天，最长达35天。

2）前驱期：主要为低热（体温<39℃）、厌食、恶心、呕吐、多汗、烦躁、全身感觉过敏、头痛咽痛、便秘及弥漫性腹痛等，少见症状有鼻炎、咳嗽、咽渗出物、腹泻等，持续1~4天，若病情不发展，即为顿挫型。

3）瘫痪前期：前驱期症状消失后1~6天，体温再度升高，即呈双峰热。头痛、恶心、呕吐严重，皮肤发红，四肢肌痛，感觉过敏，不愿他人抚抱。颈项强直、弯曲时疼痛为本期重要特征。

体检可见：①三脚架征：即患儿坐起时需用两手后撑在床上如三脚架，以支持体位；②吻膝试验阳性：即患儿坐起，弯颈时唇不能接触膝部；③出现头下垂征：即将手置患者肩下，抬起其躯干时，正常头与躯干平行，如病程到此为止，则3~5天后热退，为无瘫痪型。

4）瘫痪期：自瘫痪前期的第3、4天开始，大多在体温开始下降时出现瘫痪，并逐渐加重，当体温退至正常后，瘫痪停止发展，无感觉障碍。

可分为四型：①脊髓型：表现为弛缓性瘫痪，分布不对称，腱反射消失，肌张力减退，下肢及大肌群较上肢及小肌群更易受累，但也可仅出现单一肌群或四肢均有瘫痪，如累及颈背肌、膈肌、肋间肌时，则出现竖头及坐起困难、呼吸运动障碍等表现。②延髓型：又称球型，系颅神经的运动神经核及延髓的呼吸、循环中枢累及所致。此型占瘫痪型的 5%~10%。呼吸中枢被累及时出现呼吸不规则，呼吸暂停；血管运动中枢受损时可有血压及脉率的变化，两者均为致命性病变。颅神经受损时则出现相应的神经麻痹症状及体征，以面神经及第 X 对颅神经损伤多见。③脑型：少见，表现为高热、烦躁不安、惊厥或嗜睡昏迷，有上运动神经元痉挛性瘫痪表现。④混合型：以上几种表现同时存在。

5）恢复期：恢复进程持续几周至几个月，从肢体远端开始，一般病例 1~3 个月可完全恢复，严重者需 6~18 月或更长时间。

6）后遗症期：严重者受累肌肉出现萎缩，神经功能不能恢复，造成受累肌肉畸形。部分瘫痪型病例在感染后数十年发生进行性神经肌肉软弱、疼痛，受累肢体瘫痪加重，称为"脊髓灰质炎后肌肉萎缩综合征"。

少数患儿在急性期出现心肌损害、心电图异常，病变累及呼吸肌或呼吸中枢时，可发生肺炎、肺不张等并发症。

（2）实验室检查

1）脑脊液：前驱期病人脑脊液正常。瘫痪前期细胞数可轻度增加，一般不超过 $500×10^6/L$；后期以淋巴细胞为主，热退后细胞数很快恢复正常；瘫痪后第 2 周细胞数已正常，而蛋白常增高，持续约 4~6 周，这种细胞蛋白分离现象对本病诊断有一定帮助。

2）病毒分离：自潜伏期起至瘫痪期粪便作病毒分离，阳性率高；急性早期可从鼻咽分泌物、血液或脑脊液中分离到病毒。

3）血清学检查：可采用补体结合试验及中和试验，前者抗体在体内保持 2~3 月，表示近期患过本病；后者阳性持续时间较长，表示以前曾患过本病。一般在起病时及恢复期各取血一次，如抗体有 4 倍以上升高，有诊断价值。

17.1.4　临床诊断

（1）中医诊断

1）首先要辨明虚实：发热、肢体疼痛、抽风、昏迷者为实证；病之后期肢体萎软、瘫痪，甚则肌肉萎缩者，为虚证或虚中夹实。

2）其次要辨清证候：发热、咳嗽、咽痛、吐泻者，多为邪犯肺胃；发热肢体疼痛、转侧不利者，多为邪注经络；肢体萎软、瘫痪畸形者，多为气虚血滞或肝肾亏损。

(2) 西医诊断

1）本病除瘫痪型外，其他各型症状、体征特异性不强，仅在瘫痪前期出现三脚架征、吻膝征阳性、多汗、全身感觉过敏等神经系统异常的症状体征，仅能提供临床拟诊证据。

2）脑脊液检查有助诊断，但需与其他病毒、细菌引起的脑炎、脑膜炎相鉴别，确诊需病毒学及血清学检查阳性。

3）当肢体瘫痪出现，根据其病情经过及瘫痪特点，诊断不难。

17.2 小儿捏脊技术在脊髓灰质炎中的应用

技术

操作规程

1）面部：取坐位，推揉自攒竹斜向瞳子髎、颊车、地仓穴，往返 5~6 次。

2）颈及上肢部：取坐位，推法自天柱至大椎、肩井，再用推揉法施于肩关节周围，然后用拿法从三角肌部经肱二、三头肌部至肘关节，向下沿前臂到腕部，往返数次。

3）腰及下肢部：取俯卧位，推法或㨰法从腰部起，向下到尾骶部，臀部，循大腿后侧往下至足跟，往返数次，配以按肾俞、腰阳关、拿委中。接着仰卧位，推揉法或㨰法，从腹股沟向下经股四头肌至小腿前外侧，往返数次，配以按伏兔、足三里、阳陵泉、绝骨、解溪穴。若踝关节有畸形者加摇法，并在畸形部位作重点治疗。

操作间隔 每日或隔日治疗 1 次，10 天为 1 疗程。

主治 脊髓灰质炎各期均可运用。

18　厌食

18.1　概述

18.1.1　概念

厌食是指小儿长期食欲不振，厌恶进食。由喂养不当、饮食失节而致脾胃运化受纳功能失调。本病各个年龄都可发生，以 1~6 岁为多见。城市儿童发病率较高。发病无明显季节性，但夏季暑湿当令，可使症状加重。

厌食一症，古代无专门论述，但医籍中提到的"恶食"、"不思饮食"、"不嗜食"颇似本病。

厌食不包括因外感时邪引起的突然食欲不振及某些慢性疾病而出现的长期食欲不振。西医神经性厌食仅指由于精神因素引起的一类厌食。如家长采取各种方法强迫小儿进食，影响小儿情绪，形成了条件反射性拒食，可发展为厌食。

18.1.2　病因病机

(1) 中医病因病机

主要病因是喂养不当，多病久病及先天不足，其病机为脾胃运化失健。

1）喂养不当：为小儿厌食的主要原因之一。多由饮食失节，调护失当引起。如有些家长缺乏育婴喂养知识，片面强调给予高营养滋补食品，超越脾胃正常运化功能，损伤脾胃之气，运化失健，导致不思饮食，甚至拒食。

2）病后失调，元气大伤：为小儿厌食的常见病因，尤其温热病后，津液耗伤，脾胃气阴受损，受纳运化失常而致厌恶进食。

3）先天不足：是部分婴儿厌食的原因，胎禀怯弱，元气不足，五脏皆虚，脾胃尤显薄弱，出生之初便不欲吮乳，若后天护养失宜，则食欲难以增进。

此外，小儿因家长强迫进食，或来到陌生的地方，影响情绪，情志抑郁，肝气不畅，疏泄失常，影响消化，也能引起厌食。

脾为阴土，得阳则运，胃为阳土，得阴则和，若停积受寒，积滞内阻，影响气机升降，损伤脾胃运化熟腐受纳功能，临床可见脾运不健的证候。若久病多病或禀赋不足。脾运失常，临床表现为脾胃气虚和胃阴不足的证候。脾运不健与脾气虚、胃阴虚又可相互转化，偏虚者偶因多食，形成积滞，则虚中夹实。本病迁延不愈，水谷精微摄取不足，无以化生气血，可导致全身消瘦，转为疳证。

（2）西医病因病理

1）营养性疾病：包括热量及（或）蛋白质不足所致的营养不良；维生素 B 族缺乏（核黄素、烟酸及维生素 B$_{12}$ 等）、微量元素（如锌、铁）缺乏等；摄入某些营养素过多，如饮食中蛋白质或脂肪含量过高，摄入果汁、巧克力等含糖食物过多及维生素 D 或 A 过量等均可引起厌食。

2）心理因素影响：家长对小儿进食关心过度，采取哄逗、强迫，甚至打骂手段，强求小儿进食，影响儿童情绪；或担心进食不足，多次补喂，打乱了定时进食习惯；较大儿童因恐惧、忧伤、紧张或过度兴奋等均可影响食欲。

3）神经性厌食：几乎均发生在女性青少年，常要求减肥而不适当节食，发展为持续食欲低下，体重下降超过原体重的 20%，以致引起营养不良，体温偏低，部分病人体温可低于 35℃，有怕冷、心率减慢、体位性低血压、睡眠障碍、闭经及便秘等。过久，病人免疫力低下，周围血白细胞降低，低血糖。可引起下视丘、垂体、性腺及肾上腺等内分泌功能紊乱。病人常有性格改变。

4）药物、毒物影响：很多药物可影响食欲，如磺胺、呋喃类及大环类脂类抗菌药物，硫酸亚铁、抗癌药等。某些药物、毒物中毒，如洋地黄中毒、铅中毒等。

18.1.3　临床表现

（1）症状体征

以厌恶进食为主，可伴有进食后脘腹作胀，甚至恶心呕吐，大便不调，面色欠华，形体偏瘦。若患儿明显消瘦，则已转化为疳证。

（2）实验室检查

D-木糖吸收排泄率降低；尿淀粉酶降低；血、头发的锌、铜、铁等多种微量元素含量降低。

18.1.4　临床诊断

（1）中医诊断

1）主症：以小儿较长时间厌恶进食，食量减少，甚则拒食为特征。

脾失健运：食欲不振，厌恶进食，偶尔多食则脘腹饱胀，形体尚可，精神如常，舌质淡红，苔薄白或薄白腻，脉有力。

脾胃虚弱：不欲纳食，甚至拒食，精神疲怠，面色萎黄，形体偏瘦，全身乏力，倦怠懒言，易汗出，大便夹有未消化之食物残渣，舌淡苔薄白，脉虚弱。

胃阴不足：不欲进食，口干，手足心热，大便秘结，小便短赤，皮肤干燥缺乏润泽，舌红或尖红少津，无苔或少苔，脉细或细数。

2）体征：多有喂养不当史，如进食无定时定量，喜食生冷和甘甜厚味，喜零食偏食等。面色少华，形体偏瘦，但精神尚好，活动如常。

（2）西医诊断

长期食欲不振而无其他疾病者。面色少华，形体偏瘦，但精神尚好，活动如常。有喂养不当、多病久病及先天不足等病史。

18.2　小儿捏脊技术在厌食中的应用

技术一

操作规程　补脾经 300 次，运内八卦各 100 次，掐四横纹 5 次，摩中脘、按揉足三里穴各 50 次，摩腹 5 分钟，揉脾俞、揉胃俞穴各 5 次，捏脊常规手法 10 遍，由龟尾直捏至大椎穴，手法由缓而疾，由轻而重。

操作间隔　每日治疗 1 次，5 天为 1 疗程。

主治　厌食脾失健运证。

技术二

操作规程　补脾经 300 次，运内八卦 300 次，摩中脘、摩腹 5 分钟，揉足三里各 50 次，揉脾俞、揉胃俞穴各 5 次，捏脊常规手法 10 遍，由龟尾直捏至大椎穴，手法由缓而疾，由轻而重。

操作间隔　每日治疗 1 次，5 天为 1 疗程。

主治　厌食脾胃虚弱证。

技术三

操作规程　补脾经、补胃经、清大肠各 300 次，运内八卦 100 次，揉上马、揉板门、运内劳宫各 50 次，清天河水 300 次，揉脾俞、揉胃俞各 50 次，捏脊常规手法 10 遍，由龟尾直捏至大椎穴，手法由缓而疾，由轻而重。

操作间隔　每日治疗 1 次，5 天为 1 疗程。

主治　厌食胃阴不足证。

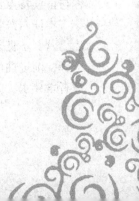

19　疳病

19.1　概述

19.1.1　概念

疳病是由喂养不当或多种疾病影响，导致脾胃功能受损，气液耗伤而形成的慢性病证。以形体消瘦，面黄发枯，精神萎靡或烦躁不安，饮食、大便异常为特征。本病多见于 3 岁以下的婴幼儿，各年龄组皆可发病。其起病缓慢，病程缠绵，发病不受季节、地区的限制。病程愈长，病情愈重，严重影响小儿的正常生长发育，所以前人列为小儿痧、痘、惊、疳四大要证之一。目前发病率有所下降，特别是重症病例已明显减少，但轻症仍常见。重症后期还可导致阴竭阳脱的危候。

"疳"有两种含义：其一"疳者甘也"，是指小儿恣食肥甘油腻食物，损伤脾胃，形成疳证。如《医学正传·诸疳证》说："盖其病因肥甘所致，故命曰疳。"其二"疳者干也"，是指全身消瘦、肌肤干瘪、气血津液不足的征象。如《保婴撮要·疳》云："盖疳者干也，因脾胃津液干涸而患。"前者言其病因，后者述其病机和症状特点。其病变在脾胃，钱乙《小儿药证直诀·脉证治法》指出："疳皆脾胃病，亡津液之所作也。"

疳证又称"疳积"，是虚实并见的夹杂证候。《颅囟经》中已有疳证的记载。《活幼心书·疳证》曰："疳之为病，皆因过餐饮食，于脾家一脏，有积不治，传之余脏。"疳证不治，可传余脏，除脾胃病外，他脏亦受影响。由于病涉五脏，范围广，症状表现不一，病因复杂，历代儿科医家命名繁多，归纳起来，有以五脏分类，如肝疳、心疳、脾疳、肺疳、肾疳；有以病因分类，如蛔疳、食疳、哺乳疳；有以患病部位分类，如眼疳、鼻疳、口疳等。目前遵从古代资料，结合病程与证候特点，将疳证分为疳气、疳积、干疳三大证候及其他兼证。

本证西医学泛指小儿营养不良及多种维生素缺乏症，以及由此而引起的并发症。营养不良是因缺乏热量和蛋白质所致的一种营养缺乏症。其临床特征为体重下降，渐进性消瘦或水肿、皮下脂肪减少，常伴有各器官不同程度功能紊乱。急性者常伴水、电解质紊乱、慢性者常有多种营养素缺乏。

19.1.2　病因病机

(1) 中医病因病机

1) 喂养不当：是疳证最常见的原因，一为太过，二为不及。太过指乳食不节，饥饱无度，恣食肥甘油腻、生冷坚硬之物，或过于溺爱，妄投营养滋补食品，与脾胃受纳运化功能不相适应，损伤脾胃酿成积滞，积久成疳。所谓"积为疳之母，无积不成疳"。不及指乳汁不足，或生后缺乳，或过早断乳，或哺乳期间未能及时增加辅食，或偏食、挑食，饮食营养调配不当，所需要的营养物质不足，致使气血生化乏源，五脏六腑、四肢百骸，无以充养，日久成疳。

2) 疾病影响：多因小儿长期患病，反复感染或呕吐泻痢，或时行热病、病后失调，致使津液大伤，脾胃受损，化生不足，阴液消烁，虚火内炽，气血日衰，久而成疳。

3) 禀赋不足：常因早产、双胎、孕期服用药物损伤胎儿，致使先天肾气虚弱，诸脏皆伤，胎儿发育不良，出生后脾胃不健，水谷精微摄取不足，形成疳证。

脾与胃表里互依，胃主受纳水谷，脾主运化精微，化生气血，营养全身。疳证皆脾胃病，脾胃不健。气血化生不足，故临床表现面黄肌瘦，毛发枯黄，食欲异常，大便不调或肚腹膨胀等。脾胃病变程度有轻有重，初起仅由各种原因引起脾胃运化不健，称为疳气；继而脾胃虚弱，兼有食滞，或挟虫积，元气受伤，虚中夹实，称为疳积；最后脾胃气阴俱伤，元气衰竭，称为干疳。从始至后，由轻至重。

疳证病机源于脾胃，其影响范围并不局限于脾胃，脾为后天之本，脾病日久，气血虚衰，诸脏失养，必累及其他脏腑。如土虚木乘，脾虚肝旺，肝血不足，肝之精气不能上注于目，可兼见眼疳；脾病及心，心火循经上炎，出现口疳；土不生金，脾病及肺，肺阴不足，虚火上炎，出现"肺疳"。

(2) 西医病因病理

1) 病因

喂养因素：婴幼儿常因母乳不足或人工喂养调配不当或以谷物为主食，长期缺乏蛋白质和脂肪而发生营养不良。较大儿童的营养不良多为婴儿期营养不良的继续或因长期偏食、食量不足等引起。

疾病因素：最常见者为消化系统疾病或先天畸形，如婴幼儿腹泻、肠吸收不良综合征、唇裂、腭裂、幽门狭窄等；急、慢性传染病，如麻疹、肝炎、结核、寄生虫病；大量蛋白尿（肾病综合征）、长期发热、恶性肿瘤、烧伤等使蛋白质消耗过多；先天不足和生理功能低下，如多产、早产、双胎等均可引起营养不良。

2) 病理：轻度营养不良的病理变化，只有皮下脂肪减少和肌肉轻度萎缩。

重度营养不良可见肠壁变薄，黏膜皱襞消失，心肌纤维混浊肿胀，肝脂肪浸润及变性，淋巴组织和胸腺显著萎缩，以及各脏器缩小等。

新陈代谢失常：①糖代谢失常：常出现血糖偏低；②脂肪代谢失常：血清胆固醇因脂肪消耗而下降；③蛋白质代谢失常：血清总蛋白和白蛋白减少，总蛋白低于40g/L，白蛋白低于20g/L时，发生低蛋白性水肿；④水盐代谢失常：营养不良时，全身总液量相对为多，细胞外液一般呈低渗性。尤其在胃肠功能紊乱时，易出现低渗性脱水、酸中毒、低钾血症和低钙血症。

组织器官功能低下：①消化功能低下：由于胃肠道的消化液和酶的分泌减少，酶活性降低，蠕动功能减弱，菌群失调，致使消化功能低下，易发生腹泻。②循环系统功能低下：心肌收缩力减弱，引起心搏出量减少、血压偏低和脉搏细弱。③肾功能障碍：表现为肾浓缩功能减低和尿比重下降。④中枢神经系统处于抑制状态：可精神抑制与烦躁不安交替出现。⑤免疫功能低下：营养不良患儿的非特异性及特异性免疫功能均低下，如皮肤屏障功能、白细胞吞噬功能、补体功能和IgG、IgM、IgA均降低。

19.1.3 临床表现

(1) 一般表现

体重不增是最先出现的症状，继之体重下降，病久者身高也低于正常。皮下脂肪逐渐减少或消失，首先为腹部，其次为躯干、臀部、四肢，最后为面颊部。故不脱衣服不易看出小儿的消瘦程度。腹部皮下脂肪层厚度测量是判断营养不良的指标之一。全身症状及生化代谢改变随之出现。重症患儿皮包骨头，状若老人，体温低，脉搏缓慢，基础代谢率降低，肌张力低下，智力落后。食欲低下，常有便秘，并可有饥饿型腹泻，呈频繁、少量多次的大便，并带有黏液。严重者可因血清蛋白降低而出现水肿。

(2) 并发症

1）营养性贫血：营养不良患儿造血所需原料如蛋白质、铁、维生素B_{12}均易缺乏，最多见者为营养性缺铁性贫血。

2）各种维生素缺乏：常见者为维生素A缺乏，有时也有维生素B、C、D的缺乏。

3）感染：因免疫功能低下易继发上呼吸道感染、鹅口疮、支气管肺炎、结核病、中耳炎、尿路感染、败血症等各种感染，特别是婴儿腹泻，可迁延不愈，加重营养不良，形成恶性循环。

4）自发性低血糖：有时可突然发生，表现为体温不升、面色灰白、神志不清、脉搏减慢、呼吸暂停等。

(3) 实验室检查

人血白蛋白浓度降低为最具特征的改变，近年认为某些快速转运的血浆蛋白质水平降低具有早期诊断价值，如视黄醇结合蛋白、前白蛋白、甲状腺素结合前白蛋白、转铁蛋白。血浆类胰岛素生长因子 I 的水平在该病早期身高、体重等体格发育指标尚无改变的就已下降，且不受肝功能影响，被认为是蛋白质营养不良早期诊断的灵敏可靠指标。血浆必需氨基酸和支链氨基酸水平降低，必需氨基酸与非必需氨基酸的比值降低。血浆牛磺酸含量明显下降，也可作为早期诊断指标。营养不良患儿多种血清酶的活性降低、如淀粉酶、脂肪酶、胆碱酯酶、转氨酶、碱性磷酸酶等。胰酶和黄嘌呤氧化酶活性丧失，但经治疗后很快恢复正常。血糖值常降低，但呈糖尿病型糖耐量曲线。血清胆固醇水平降低，血钾、镁降低，各种维生素及矿物质缺乏。骨生长缓慢。生长激素分泌可能增加。

19.1.4 临床诊断

(1) 中医诊断

1) 辨病因：疳证的病因有饮食喂养不当、多种疾病影响及先天禀赋不足等，临床上各种原因互相掺杂，应分辨主次，掌握重点。

2) 辨轻重：疳证之初期，症见面黄发稀，易发脾气，厌食或食欲不振，形体消瘦；病情较轻者仅表现为脾胃不和，运化失健；疳证发展，脾失健运，积滞内停，壅滞气机出现形体明显消瘦，肚腹膨胀，躁扰不安，嗜食异物等，为本虚标实，病情较重；若极度消瘦，皮肤干瘪，大肉已脱，杳不知食，甚则突然虚脱，为疳证后期，气血俱虚，脾胃衰败，病情危重。审查患儿的精神状态及食欲好坏，是辨别轻重、判断预后的关键。

3) 辨兼证：疳证病变部位开始主要在脾胃，主要出现脾胃方面症状，疳证后期，气血虚衰，诸脏失养，若出现入夜视物不明，为肝阴不足的眼疳；出现口舌生疮，为心火上炎的口疳；出现足踝浮肿，为脾病及肾，气不化水的疳肿胀；出现咳嗽、潮热，为肺阴不足的肺疳；出现齿衄、皮肤紫癜者为疳证恶候，提示脾不统血，血不归经；若出现面色㿠白，四肢厥冷，呼吸微弱，杳不思纳，为阴竭阳脱的危候。

(2) 西医诊断

①主要根据小儿年龄及喂养史，临床有体重下降、皮下脂肪减少、全身各系统功能紊乱及其他营养缺乏的症状、体征，实验室检查。②病因诊断需计算热量和营养素的摄入量，详细了解喂养史、既往病史、出生史等，进行必要的检查来确定。③对早期营养不良患儿，不能仅凭一次性体重下降作出诊断。应随访观察，定期作生长发育监测，结合目前和过去一贯的营养状况，必要时作某些实验

室检查，来确诊早期病例，及早治疗。营养不良分度诊断标准见表2。

表2 营养不良分度诊断标准

	Ⅰ度（轻）	Ⅱ度（中）	Ⅲ度（重）
体重低于正常均值	10%~25%	25%~40%	40%以上
腹部皮褶厚度	0.8~0.4cm	0.4cm以下	消失
身长	尚正常	低于正常	明显低于正常
消瘦	不明显	明显	皮包骨样
皮肤	尚正常	稍苍白、松弛	苍白明显，干皱，弹性消失，可现瘀点
肌张力	基本正常	弹性差、松弛	肌肉萎缩，肌张力低下
精神状态	稍不活泼	较萎靡不安，易疲乏，多哭闹	呆滞，反应低下，抑制与烦躁交替

19.2 小儿捏脊技术在疳病中的应用

技术一

操作规程 补脾经300次，运板门、运内八卦各100次，分腹阴阳、推四横纹50次，揉中脘、揉天枢、揉足三里各50次，捏脊手法10遍，由龟尾直捏至大椎穴，手法由缓而疾，由轻而重，调整脏腑功能。

操作间隔 每日治疗1次，5天为1疗程。

主治 疳病积滞伤脾证。

技术二

操作规程 补脾经300次，推三关100次，揉外劳50次，运内八卦100次，掐揉四横纹5次，按足三里、揉中脘、揉脾俞、揉肾俞各50次，摇肘肘30次，捏脊手法10遍，由龟尾直捏至大椎穴，手法由缓而疾，由轻而重，调整脏腑功能。

操作间隔 每日治疗1次，5天为1疗程。

主治 疳病气血两亏证。

20　夜啼

20.1　概述

20.1.1　概念

婴儿入夜啼哭不安，时哭时止，或每夜定时啼哭，甚则通宵达旦，但白天能安静入睡者称为夜啼。多见于新生儿及 6 个月内的小婴儿。

啼哭是新生儿的一种本能反应。新生儿乃至婴儿常以啼哭表达痛苦。因饥饿、惊恐、尿布潮湿、衣着过冷或过热等引起的偶尔啼哭，若喂以乳食、安抚亲昵、更换尿布、增减衣着即止，不属病态。长期反复夜啼见于消化系统疾病及营养缺乏症。

20.1.2　病因病机

(1) 中医病因病机

本病主要因脾寒、心热、惊恐、脾虚肝旺所致。

1) 脾寒：因孕妇素体虚寒，恣食生冷，胎禀不足，护理失宜，腹部中寒，寒性凝滞，致使气机阻滞，不通则痛，因而啼哭。夜属阴，阴胜则脾寒愈盛，故啼在夜间。白天阳气盛，阴寒之气得阳而暂散，故白天安然入睡。

2) 心热：因孕妇性格急躁，或平素恣食辛辣香燥炙煿之物，或过服温热药物，遗于胎儿；或护养过温，受火热之气熏灼，心火上炎，心中懊恼，烦躁而啼。夜间阴盛阳衰，阳入于阴则入静而寐。由于心火内盛，火性炎上，阳不能入于阴，故不寐啼哭。彻夜啼哭之后，阳气耗损，无力抗争，故白天安静入睡。

3) 惊恐：心主惊，心藏神，小儿神气怯弱，若暴受惊恐，惊则伤神，恐则伤志，致使神志不宁，寐中惊惕，因惊而啼。

4) 脾虚肝旺：因喂养不当，营养失调，积滞内停，郁而生热，肝失调达，脾气虚弱，脾虚肝旺，土虚木乘，肝脾不和，烦躁叫扰而夜啼。

此外，不良习惯也可导致小儿夜啼，如夜间开灯而寐，摇篮中摇摆而寐，怀抱而寐，边走边抱而寐等。

(2) 西医病因病理

任何疾病引起小儿身体不适或疼痛，都可出现哭闹不安，长期连夜啼哭多见于消化系统疾病及营养缺乏症。如各种肠道感染或肠道功能紊乱出现消化不良时，可由肠痉挛致腹痛而哭闹。营养不良、佝偻病及婴儿手足搐搦症，病儿均烦躁好哭。

20.1.3 临床表现

（1）主症

以患儿常在夜间无明显诱因而哭闹不止为特点。

①脾脏虚寒：啼哭时哭声低弱，睡喜蜷曲，腹喜按摩，四肢欠温，吮乳无力，大便溏薄，面色青白，唇舌淡红，舌苔薄白，指纹青红。②心经积热：啼哭时哭声较响，见灯火甚则更剧，哭时面赤唇红，烦躁不安，大便秘结，小便短赤，舌尖红，苔黄，指纹较红紫。③惊恐：夜间突然啼哭，似见异物状，哭声不已，精神不安，睡中时作惊惕，面色青灰，脉象急数。紧偎母怀，哭则缓解。④乳食积滞：夜间阵阵啼哭，厌食吐乳，脘腹胀满，嗳腐泛酸，大便臭秽，苔厚，指纹紫。

（2）体征

一般多见于半岁以内的婴幼儿，持续时间数日至数月不定，有的阵阵哭啼，哭后仍能入睡；有的通宵达旦，彻夜不眠，白天如常，入夜则啼哭。

（3）辅助检查

实验室检查：血、尿、便常规正常。

20.1.4 临床诊断

（1）中医诊断

①夜啼因脾虚中寒者，哭声低弱，时哭时止，肠鸣腹胀，唇淡白；②因心热内扰者，哭声洪亮，见灯尤甚，烦躁不宁，面红唇赤；③因暴受惊恐者，啼声较尖，时高时低，时急时缓，神情不安，时作惊惕，紧偎母怀；④因脾虚肝旺者，哭声无力，辗转不安，肚腹膨大，大便色青。

（2）西医诊断

目前暂无诊断指标。

20.2 小儿捏脊技术在夜啼中的应用

技术一

操作规程 补脾经 300 次，揉外劳宫 50 次，推三关 300 次，摩腹 5 分钟，揉中脘 50 次，捏脊手法 10 遍，由龟尾直捏至大椎穴，手法由缓而疾，由轻而重。

操作间隔　每日治疗 1 次，5 天为 1 疗程。

主治　夜啼脾脏虚寒证。

技术二

操作规程　清心经、清小肠各 300 次、清天河水 300 次，揉内劳宫 50 次、揉总筋 50 次，捏脊手法 10 遍，由龟尾直捏至大椎穴，手法由缓而疾，由轻而重。

操作间隔　每日治疗 1 次，5 天为 1 疗程。

主治　夜啼心经积热证。

技术三

操作规程　清肝经、补心经各 300 次，揉小天心、揉五指节各 50 次，推攒竹 30 次，捏脊手法 10 遍，由龟尾直捏至大椎穴，手法由缓而疾，由轻而重。

操作间隔　每日治疗 1 次，5 天为 1 疗程。

主治　夜啼惊恐证。

技术四

操作规程　清补脾经、清大肠各 300 次，揉中脘、揉天枢、揉脐各 50 次，摩腹 5 分钟，推下七节骨 100 次，捏脊手法 10 遍，由龟尾直捏至大椎穴，手法由缓而疾，由轻而重。

操作间隔　每日治疗 1 次，5 天为 1 疗程。

主治　夜啼乳食积滞证。

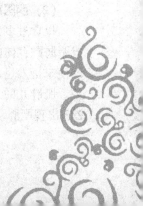

21　肥胖症

21.1　概述

21.1.1　概念

肥胖症是由于长期能量摄入超过消耗，导致体内脂肪积聚过多而引起的疾病。一般认为体重超过按身长计算的平均标准体重20%，或者超过按年龄计算的平均标准体重加上两个标准差以上即是肥胖病。我国人民生活水平逐步提高，小儿肥胖症发病率有增加趋势。而肥胖症与冠心病、高血压、糖尿病等都有一定关系，应及早预防。小儿肥胖症大多属单纯性肥胖症（即非内分泌代谢性疾病等引起）。

中医无肥胖症这一病名，但对肥胖症认识较早。《灵枢·卫气失常》说："人有肥有膏……皮满者，肥。皮缓者……膏。膏者，多气而皮纵缓。"清代张志聪也说："中焦之气，蒸津液，化其精微……溢于外则皮肉膏肥，余于内则膏肓丰满。"认为肥胖症的发生与饮食过量有关。

21.1.2　病因病机

（1）中医病因病机

中医学认为，饮食自倍，恣食肥甘，先天禀赋不足，多食少动为本病的主要原因。

病机变化当责之于脾肾不足，痰湿内阻。脾胃为后天之本，气血生化之源，小儿脾常不足，肾常虚，在多种诱因作用下，使精微不归常化，水湿内停，聚湿生痰，痰从脂化，酿成脂膏壅于肌肤则生肥胖。湿痰日久入络，使血行涩滞，气滞血瘀，脂质转化失常，则变证丛生。

（2）西医病因病理

摄食过多为主要原因。摄入过高热量和脂肪食物，超过机体代谢需要，转化成脂肪贮存体内，导致肥胖；休息过多，缺乏运动也为肥胖症的重要因素，此时即使未摄入过多的高热量食物也可引起肥胖；肥胖症的发生与遗传因素密切相关。肥胖儿的父母往往体胖，若父母体重均明显地超过正常体重，子代中约有2/3出现肥胖。如果双亲中有一人肥胖，子代显示肥胖者约达40%。此外，某些神经精神疾患有时也可能发生肥胖。

肥胖是因脂肪细胞数目增多或体积增大所致。人体脂肪细胞数目在胎儿出生前3个月、生后第1年及11~13岁三个阶段增多最快。若肥胖起病在这三个时期，可引起脂肪细胞增多型肥胖，治疗困难且易复发。而不在此阶段发生的肥胖，脂肪细胞体积增大而数目正常。肥胖症患儿可发生一系列代谢及内分泌改变，出现各种临床表现。

21.1.3 临床表现

(1) 任何年龄均可发生
1岁以下婴儿，5~6岁及青少年期尤易发病。患儿食欲极好，食量亦大，尤喜甜食和脂类食物。智力良好。性发育正常或较早。活动不便，极少运动。明显肥胖儿童常有疲乏感。用力时气短或腿痛。严重肥胖者可因脂肪过度堆积限制胸廓及膈肌运动，致肺通气量不足，呼吸浅快，肺泡含气量减少，引起低氧血症、红细胞增多、紫绀、心脏扩大、心力衰竭，甚至死亡。

(2) 体格检查
患儿皮下脂肪甚厚，分布均匀，尤以乳、腹、髋、肩部为显著。腹部及大腿可出现粉红色或紫红色浅纹。四肢肥大，尤以上臂和股部明显。女性肥胖儿外生殖器发育大多正常，男性患儿由于大腿会阴部脂肪过多，阴茎可掩藏于脂肪组织中而显得过小，实际上属正常范围。少数肥胖儿可有扁平足及膝外翻。

(3) 实验室及其他检查
肥胖儿常有高胰岛素血症；可有血甘油三酯、胆固醇增高，严重者 β 脂蛋白也增高；血生长激素水平减低，生长激素刺激试验峰值比正常儿降低。

21.1.4 临床诊断

(1) 中医诊断
①本病为正虚邪实之候，以脾虚、脾肾两虚为本，痰、热、湿、膏、脂为标。②辨证有虚实之分，但多虚实夹杂，本虚标实。③脾虚痰湿，脾肾不足、痰湿内阻及肝热夹湿为其主要证型。

(2) 西医诊断
①肥胖的诊断尚无统一标准。②国内临床常用的标准为：以同年龄、同性别健康小儿体重均值为准，体重超过均值2个标准差即为肥胖，2~3个标准差为轻度肥胖，4个标准差为中度肥胖，>4个标准差为严重肥胖。③或以体重高于同年龄、同身高正常小儿标准的20%为肥胖，超过20%~30%为轻度肥胖，超过30%~50%为中度肥胖，>50%为重度肥胖。

21.2 小儿捏脊技术在肥胖症中的应用

技术一

操作规程 补脾经 300 次,运内八卦 300 次,摩中脘、摩腹 5 分钟,揉足三里各 50 次,揉脾俞、揉胃俞穴各 5 次,捏脊常规手法 10 遍,由龟尾直捏至大椎穴,手法由缓而疾,由轻而重。

操作间隔 每日治疗 1 次,5 天为 1 疗程。

主治 肥胖脾虚证。

技术二

操作规程 补脾经、补胃经、清大肠各 300 次,运内八卦 100 次,揉板门、运内劳宫各 50 次,清天河水 300 次,揉脾俞、揉胃俞、揉丰隆、揉阴陵泉穴各 50 次,捏脊常规手法 10 遍,由龟尾直捏至大椎穴,手法由缓而疾,由轻而重。

操作间隔 每日治疗 1 次,5 天为 1 疗程。

主治 肥胖痰湿证。

22 先天性肥厚性幽门狭窄

22.1 概述

22.1.1 概念

先天性肥厚性幽门狭窄是幽门环肌肥厚、增生使幽门管腔狭窄而引起的不完全梗阻，是新生儿常见的消化道畸形。临床以喷射状呕吐、胃蠕动波和右上腹肿块为主要特征。其发病率在我国约为1/（1000~3000）新生儿，男孩多于女孩，约为（3~8）：1。足月儿多见，少见于早产儿。部分病例有家族发病史，父亲或母亲有本病史者，其子代发病率可高达6.9%。母亲有本病史的子代发病机会比父亲有本病史者高4倍。

中医文献无本病病名，按其症状特点属"呕吐"和"反胃"的范畴。《诸病源候论·胃反候》说："食已即吐，名为胃反"。

22.1.2 病因病机

(1) 中医病因病机

本病的产生，中医多责之禀赋不足，先天畸形，幽门气阻血结，格拒不通，以致食已即吐，形成"胃反"。胃反日久，胃中津液消耗，五脏六腑得不到后天精微物质的充养，故而肌肤消瘦，干枯失荣，若任其发展，终至生长停滞，生命危笃。

(2) 西医病因病理

多数人认为本病是多基因遗传病，是由于先天发育缺陷所致。因幽门部肌间神经丛先天性减少及神经节细胞发育不全，致幽门括约肌松弛不良，幽门管腔狭窄。婴儿出生后开始哺乳时，乳汁通过狭窄的幽门管腔，产生局部刺激，引起幽门括约肌痉挛，进而肌肉肥厚、增生，使幽门部位增大呈纺锤形或橄榄形，幽门管腔明显细长狭窄，引起不完全性梗阻。由于乳食长期不能顺利通过狭窄的幽门，满留于胃内，继而胃扩张，胃壁增厚，黏膜充血、水肿，可形成胃黏膜炎症和溃疡。

22.1.3 临床表现

(1) 呕吐

呕吐是本病的突出症状。一般患儿在出生后多无症状，吃奶及大小便均正常。常于生后 2~3 周出现呕吐，少数病例可在生后或晚到 1~2 月出现。开始为喂奶后溢乳，偶有呕吐，以后随着幽门梗阻加重，呕吐逐日加重，几乎每次喂奶后立即或不久即吐，逐渐变为喷射性。早产儿呕吐不典型，可不呈喷射性。吐出物为奶、奶凝块和清液，有酸味，不含胆汁。少数病例吐出物呈咖啡色或带血，是由于剧烈呕吐使胃黏膜毛细血管破裂所致。随着胃逐渐扩张和弛缓，奶在胃内潴留量增加和时间加长，呕吐次数可减少，但吐出量常较当次进食量多。一般食欲旺盛，呕吐后即饥饿欲食，吮奶急，大便很少。

（2）腹部体征

1）胃蠕动波：多数可见，但非特有体征。蠕动波从左季肋下向右上腹部移动，到幽门即消失。在喂奶时、进食后和呕吐前易见到。轻拍上腹部常可引出。

2）右上腹部肿块：用指端在右季肋下腹直肌外缘处轻轻向深部按扪，可触到橄榄大小质较硬的幽门肿块，可以移动。最好在患儿熟睡，或在母亲怀抱喂奶时进行检查，此时腹壁松弛易于扪到。有时肿块位置较深，被肝脏覆盖，不易扪到，可将左手放在患儿背后稍托起，右手指将肝缘向上推移后再向深部按扪。若能仔细检查，几乎全部病例均能扪到肿块，对诊断很有意义。

（3）全身状况

常出现营养不良和脱水。患儿明显消瘦，眼窝及前囟凹陷，皮肤干燥，皮下脂肪减少，弹性减低，尿量减少。因呕吐丢失大量胃酸和钾，可导致低氯、低钾性碱中毒。血中游离钙减少，可发生手足抽搐及喉痉挛等症状。由于以后长期摄入热量不足，脂肪燃烧过多，产生酮血症；脱水严重，组织缺氧，可发生乳酸血症；肾功能低下，酸性代谢产物潴留，故可合并代谢性酸中毒。

（4）实验室及其他检查

①钡餐 X 线检查：可见胃扩张，幽门管腔狭窄延长，钡剂自胃排空时间延长等。②超声检查：可显示 X 线检查不能直接显示的幽门肌层厚度，不受幽门痉挛的影响，是一种无损伤、安全、简便的诊断方法，诊断符合率与钡餐 X 线检查均可达 95%。

22.1.4 临床诊断

（1）中医诊断

①病初喂奶后溢乳，偶有呕吐，量不多，形体不瘦者，属轻症。②病久喂奶后即吐，次频量多，甚至呕吐咖啡色物或鲜血，形体消瘦者，属重症。

（2）西医诊断

①主要依据病史和临床表现作出诊断。②凡具有典型的呕吐病史者，即生后 2~3 周出现呕吐，进行性加重，呈喷射状，吐出物为奶及奶凝块，不含胆汁，应

疑为本病。③若于右上腹部扪及橄榄状肿块，诊断即确立。对未扪及肿块的病例，可进行 X 线钡餐检查及超声检查。

22.2 小儿捏脊技术在先天性肥厚性幽门狭窄中的应用

技术一

操作规程 补脾经 300 次，横纹推向板门 50 次，掐揉右端正 5 次，推三关 100 次，揉外劳宫、揉中脘、推天柱骨各 50 次，捏脊常规手法 10 遍，由龟尾直捏至大椎穴，手法由缓而疾，由轻而重。

操作间隔 每日治疗 1 次，5 天为 1 疗程。

主治 先天性肥厚性幽门狭窄寒吐证。

技术二

操作规程 清脾经、胃经、清大肠各 300 次，退六腑 100 次，运内八卦、横纹推向板门各 50 次，推天柱骨、推下七节骨各 100 次，推脊 30 次，捏脊常规手法 10 遍，由龟尾直捏至大椎穴，手法由缓而疾，由轻而重。

操作间隔 每日治疗 1 次，5 天为 1 疗程。

主治 先天性肥厚性幽门狭窄热吐证。

技术三

操作规程 补脾经 300 次，横纹推向板门、运板门、运内八卦各 50 次，揉右端正、揉中脘、分腹阴阳、揉足三里各 50 次，推天柱骨 100 次。捏脊常规手法 10 遍，由龟尾直捏至大椎穴，手法由缓而疾，由轻而重。

操作间隔 每日治疗 1 次，5 天为 1 疗程。

主治 先天性肥厚性幽门狭窄伤食吐证。

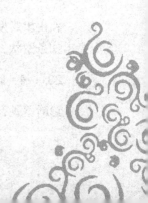

23　小儿肌性斜颈

23.1　概述

23.1.1　概念

小儿肌性斜颈，又称小儿先天性胸锁乳突肌挛缩性斜颈。头倾向肌肉挛缩的一侧，下颏转向对侧，久之面部变形。也有极少数患儿为脊柱畸形引起的骨性斜颈；视力障碍的代偿性姿势性斜颈；颈部肌麻痹导致的神经性斜颈和习惯性斜颈，本章不讨论。

23.1.2　病因病机

（1）中医病因病机

中医认为先天禀赋不足，气血失养，筋络不通，局部肌筋挛缩。

（2）西医病因病理

主要是患侧胸锁乳突肌发生纤维性挛缩，初起可见纤维细胞增生和肌纤维变性，最终全部结缔组织所代替。其病因尚未完全肯定，目前有许多说法，多数认为与损伤有关，颈部胸锁乳突肌受压，血管受压缺血，患侧胸锁乳突肌的动脉管腔均栓塞不通，而致肌肉发育不良，或肌肉出现水肿、炎症使肌细胞退化，产生纤维变性，最终为结缔组织所代替，而造成挛缩；或分娩时一侧胸锁乳突肌因受产道或产钳挤压受伤出血，血肿机化形成挛缩。也有学者认为分娩时期胎儿头位不正，阻碍一侧胸锁乳突肌血运供给，引起该肌缺血性改变所致。另外一种说法为由于胎儿在子宫内头部向一侧偏斜所致，而与生产过程无关。斜颈患儿常并发畸形足、髋关节脱位等，故有先天性因素说法。斜颈如不及时治疗，随年岁增长，则畸形更明显。

23.1.3　临床表现

在出生后发现一侧颈部有梭形肿物，以后患侧的胸锁乳突肌逐渐挛缩紧张，突出如条索状，患儿头部向患侧斜倾而颜面部旋向健侧。

23.1.4　临床诊断

诊断斜颈，一般多无困难，生后发现颈部一侧有梭状肿物，其方向与胸锁乳突肌一致。数月后首先发现头面部畸形，颈部有紧张条索。

23.2 小儿捏脊技术在小儿肌性斜颈中的应用

技术一

操作规程

1）患儿取仰卧位，医者在患侧的胸锁乳突肌施用推揉法。

2）拿患侧胸锁乳突肌。

3）医者一手扶在患侧肩部，另一手扶在患儿头顶，使患儿头部渐渐向健侧肩部倾斜，逐渐拉长患侧胸锁乳突肌，反复数次。

4）上述手法完成后，再在患侧胸锁乳突肌部位施用推揉法。

推揉及拿捏患侧，能舒筋活血，改善局部血液供给，缓解肌肉痉挛，促使肿物消散；伸展扳拉患侧，能改善和恢复颈部功能活动。

操作间隔

1）按摩治疗斜颈，一般每日治疗1次，每次不超过15分钟。

2）按摩时，手法要轻柔，用揉、捏手法时要多采用滑石粉等介质以免擦伤患儿皮肤。用拔伸摇晃手法时，宜由轻到重，幅度由小到大，切不可突然用暴力而超出正常生理限度。

3）家长在日常给患儿哺乳、怀抱以及睡眠时有意使患儿头向健侧转动以帮助矫正畸形。

4）可配合局部温热或红外线等理疗，以促进血液循环，帮助肿块吸收。

5）定期到医院复诊，如需手术治疗最好在8~10岁以前进行，若年龄大后再行手术，则头面部和颈部畸形就很难矫正。

主治 小儿肌性斜颈。

技术二

操作规程

1）患儿取仰卧位，头向家长，用滑石粉做介质。家长坐于床前，一手托住患儿颈枕部，用另一手拇指按揉患侧的胸锁乳突肌5分钟。

2）拿捏患侧胸锁乳突肌的肿块，用拇、中、食三指仔细拿捏。稍微加大力量，犹如肿块捏散样，但需与轻揉相交替，以免患儿剧烈哭闹，时间为2分钟。

3）一手扶住患侧肩部，另一手扶住患儿头顶，使患儿头部渐渐向健侧肩部倾斜，使胸锁乳突肌拉长，反复操作5次。

4）再用按揉法放松局部5分钟。

操作间隔

1）按摩治疗斜颈，一般每日治疗 1 次，每次不超过 15 分钟。

2）按摩时，手法要轻柔，用揉、捏手法时要多采用滑石粉等介质以免擦伤患儿皮肤。用拔伸摇晃手法时，宜由轻到重，幅度由小到大，切不可突然用暴力而超出正常生理限度。

3）家长在日常给患儿哺乳、怀抱以及睡眠时有意使患儿头向健侧转动以帮助矫正畸形。

4）可配合局部温热或红外线等理疗，以促进血液循环，帮助肿块吸收。

5）定期到医院复诊。

主治 小儿肌性斜颈。

技术三

操作规程

1）患儿仰卧位，家长用一手托其颈部，一手用食、中、无名指在患侧胸锁乳突肌处按揉 10 分钟。

2）家长一手托其头颈部，一手扶下颌体部，两手相对轻轻用力沿颈椎纵轴拔伸摇晃，并轻轻向患侧旋转，重复两次。

操作间隔

1）按摩治疗斜颈，一般每日治疗 1 次，每次不超过 15 分钟。

2）按摩时，手法要轻柔，用揉、捏手法时要多采用滑石粉等介质以免擦伤患儿皮肤。用拔伸摇晃手法时，宜由轻到重，幅度由小到大，切不可突然用暴力而超出正常生理限度。

3）家长在日常给患儿哺乳、怀抱以及睡眠时有意使患儿头向健侧转动以帮助矫正畸形。

4）可配合局部温热或红外线等理疗，以促进血液循环，帮助肿块吸收。

5）定期到医院复诊。

主治 小儿肌性斜颈。

24 便秘

24.1 概述

24.1.1 概念

便秘是大便秘结不通，排便时间延长，或欲大便而艰涩不畅的一种中医病证。

24.1.2 病因病机

饮食入胃，经脾胃腐熟、运化、吸收其精华后，所剩糟粕，由大肠传送而出。若肠胃受病，或因燥热内结，或因气滞不行，或因气虚传送无力，血虚肠道干涩，皆可导致不同性质的便秘。

饮食不节，过食辛热厚味致使肠胃积热，气滞不行，或热耗津液导致肠中燥热，津不下润而成便秘。先天不足，气血虚弱，气虚则大肠传送无力，血弱则津少不润大肠，致便排出困难。

24.1.3 临床表现

实秘：大便干结，小便短赤，面红身热，或有腹胀腹痛，口干口臭，舌红苔黄或黄燥，脉滑数，指纹色紫。虚秘：面色㿠白无华，形瘦乏力，神疲气怯，临厕努挣乏力，舌淡苔薄，指纹色淡。

24.1.4 临床诊断

（1）主症

可见患儿大便干燥，坚硬，便量不多，呈栗子状，排便艰难，或排便时间间隔过长，或虽有便意而排出困难。

实秘：大便干结，小便短赤，面红身热，或有腹胀腹痛，口干口臭，舌红苔黄或黄燥，脉滑数，指纹色紫。虚秘：面色㿠白无华，形瘦乏力，神疲气怯，临厕努挣乏力，舌淡苔薄，指纹色淡。

（2）体征

由于小儿个体习惯与体质不同，排便次数差异较大，故此应根据大便性质来判断小儿有否便秘，较排便次数更为合理。若排便时间间隔稍长，但大便不坚硬，排便无困难者，不应当作便秘。

(3) 辅助检查

大便常规检查可见大便质地干结。

24.2　小儿捏脊技术在便秘中的应用

技术一

操作规程　清大肠 300 次，退六腑 100 次，运内八卦 100 次，按揉膊阳池 50 次，摩腹（泻法）5 分钟，揉天枢 50 次，搓摩胁肋 30 次，揉足三里 50 次，推下七节骨 100 次，捏脊常规手法 10 遍，由龟尾直捏至大椎穴，手法由缓而疾，由轻而重。

操作间隔　每日治疗 1 次，5 天为 1 疗程。

主治　便秘实秘证。

技术二

操作规程　补脾经、清大肠各 300 次，推三关 100 次，揉上马、按揉膊阳池、揉肾俞、按揉足三里各 50 次，捏脊常规手法 10 遍，由龟尾直捏至大椎穴，手法由缓而疾，由轻而重。

操作间隔　每日治疗 1 次，5 天为 1 疗程。

主治　便秘虚秘证。

25 脱肛

25.1 概述

25.1.1 概念

脱肛是指直肠从肛门脱垂的一种中医病证，是小儿常见症状之一，多见于1~3岁小儿。

25.1.2 病因病机

小儿先天不足，或因病后体弱，或因泻痢日久，均可耗伤正气，致气虚下陷，升摄无权发生本病。亦可因大肠积热，湿热下注，或大便干结发生脱肛。

25.1.3 临床表现与诊断

(1) 气虚脱肛
直肠从肛门脱出不收，肿痛不甚，面色㿠白或萎黄，形体消瘦，精神萎靡，舌淡苔薄，指纹色淡。

(2) 实热脱肛
直肠从肛门脱出，红肿刺痛或瘙痒，大便干，小便赤，口干苔黄，指纹色紫。

25.2 小儿捏脊技术在脱肛中的应用

技术一

操作规程 补脾经、补肺经、补大肠各300次，按揉百会、揉龟尾各50次，推三关100次，揉脾俞、肾俞、大肠俞各50次，推上七节骨100次，捏脊常规手法10遍，由龟尾直捏至大椎穴，手法由缓而疾，由轻而重。

操作间隔 每日治疗1次，10天为1疗程。

主治 气虚脱肛证。

157

技术二

操作规程 清脾经、清大肠、清小肠各 300 次，退六腑 100 次，揉天枢、揉膊阳池各 50 次，推下七节骨 100 次，揉龟尾 50 次，捏脊常规手法 10 遍，由龟尾直捏至大椎穴，手法由缓而疾，由轻而重。

操作间隔 每日治疗 1 次，10 天为 1 疗程。

主治 实热脱肛证。